Marc Heckmann, Berthold Rzany

Botulinumtoxin in der Dermatologie

Grundlagen und praktische Anwendung

Medizin & Wissen

Dr. Susanne Breit
Ludwig-Maximilian-Universität
Klinik und Poliklinik für Dermatologie
und Allergologie
Frauenlobstraße 9–11
80337 München

Prof. Dr. med. Marc Heckmann
Ludwig-Maximilian-Universität
Klinik und Poliklinik für Dermatologie
und Allergologie
Frauenlobstraße 9–11
80337 München

Prof. Dr. med. Wolfgang H. Jost
Deutsche Klinik für Diagnostik
Abteilung für Neurologie
Aukamm-Allee 33
65191Wiesbaden

Prof. Dr. Berthold Rzany Sc. M.
Universitätsklinikum Charité
der Humboldt-Universität zu Berlin
Klinik für Dermatologie, Allergologie
und Venerologie
Division of Evidence Based Medicine (dEBM)
Schumannstraße 20–21
10117 Berlin

Prof. Dr. Klaus Tiedemann
Ruprecht-Karls-Universität
Institut für Anatomie und Embryologie
Im Neuenheimer Feld 307
69120 Heidelberg

Dr. med. Luitgard Wiest
Residenzstraße 7
80333 München

Bibliografische Information Der Deutschen Bibliothek
Die Deutsche Bibliothek verzeichnet diese Publikation in der Deutschen Nationalbibliographie; detaillierte bibliografische Daten sind im Internet über http://dnb.ddb.de abrufbar

Satz: Hilger VerlagsService, 69126 Heidelberg
Druck: Jos. C. Huber KG, 86911 Dießen
Printed in Germany

ISBN 3-89935-192-4

Inhalt

Geleitwort

Es ist erstaunlich, was sich alles an Konsequenzen vom Genuss (der war es leider nicht) einer Leberwurst ergeben kann. Der geplagte Bauer erlag einer bis dahin unheimlichen Krankheit; Schuld daran war die *traurige Wurst*. Ebenso markant war die obskure Vergiftung der Musiker bei einer Totenfeier, nur war es diesmal der *verrottete Schinken*. Das Toxin, das diese gefährliche, oft tödliche Krankheit auslöste, ist heute gebändigt und in Ampullen abgefüllt. Nun liegt es als wundersame Heilkraft für eine Vielzahl von Erkrankungen, für die es bisher keine Besserungsmöglichkeiten gab, in den Händen der Ärzte.

In nur wenigen Jahren hat das *Botulinumtoxin* seinen Siegeszug angetreten, schneller als die behördliche Regulierung es zu kontrollieren vermochte.

Privatdozent Heckmann aus der hiesigen Klinik und sein Berliner Kollege Professor Rzany legen eine bestens gestaltete Monographie zum Thema *Botulinumtoxin* vor. Bleiben wir sinnbildlich beim Speisen: Die Autoren greifen als Vorspeise die Historie auf und stellen Pharmakologie, Pharmazie sowie ethisch-juristische Aspekte dar, bevor sie zum Hauptgang, der evidenzbasierten Medizin, kommen. Reichlich ausstaffiert bietet das Menü vielerlei – vom Mund (Mimik) bis zum Enddarm (Analfissur). Schließlich offenbaren die beiden Köche Heckmann und Rzany auch ihre Kochbuchrezepte, wie man vorgehen und was man vor allem nicht tun sollte. Als Dessert gibt es praktische Aufklärungsarbeit für die Patienten.

Mir gefällt das Buch ganz außerordentlich. Über den geschickten Wurf einer klaren und frei von Ballast laufenden Sprache wird man schon beim Einstieg in die Lektüre gefesselt, von der man nicht ablässt und durch die man sozusagen ins gustatorische Schwitzen gerät.

Der Büchermarkt wird das Thema Botulinumtoxin rasch aufgreifen und ich prophezeie eine weite Verbreitung in kürzester Zeit, auch in andere Sprachen.

Den Autoren herzlichen Glückwunsch und den Lesern guten Appetit beim Studium dieses hochgiftigen, jetzt aber gezähmten Moleküls.

München, Frühjahr 2002
Prof. Dr. med. h.c. Gerd Plewig, FRCG

Vorwort

Mimikfalten, Hyperhidrose und Analfissur: Gemeinsam ist ihnen, dass sie Probleme bereiten, die den Patienten zum Dermatologen führen und dass sie dank Botulinumtoxin sicher und effektiv behandelt werden können.

Die Therapieerfolge mit Botulinumtoxin in diesen Bereichen können mitunter wahrlich wunderbar sein - für Patient wie Therapeut gleichermaßen. Voraussetzung hierfür ist allerdings ein möglichst breites Verständnis der besonderen Botulinumtoxin-Eigenschaften sowie eine sorgfältige Patientenauswahl und -aufklärung. Der Umgang mit Botulinumtoxin in der Dermatologie ist leicht zu erlernen, wenn man sich ein wenig Zeit nimmt, um sich mit den bisherigen klinischen Beobachtungen und wissenschaftlichen Erkenntnissen vertraut zu machen. Dieses Buch ist als Wegbegleiter gedacht für alle, die sich in diese Richtung (weiter-)bewegen wollen.

Besonders gedankt sei Professor Plewig und Professor Sterry für die Unterstützung bei der klinischen Forschung auf diesem Gebiet, Frau Gudrun Schön-Hupka für die unerschütterliche Ausdauer und Präzision bei der Erstellung des umfangreichen Bildmaterials, Frau Link und Frau Jakobec für die Mitgestaltung der Grafiken und Skizzen, Frau Windelen (Urban & Vogel) sowie Frau Göhring für die geduldige und unterstützende Zusammenarbeit und – last but not least – Jean und Alastair Carruthers für ihre maßgebliche Pionierarbeit auf dem Gebiet der ästhetischen Medizin.

München/Berlin, Frühjahr 2002
Marc Heckmann und Berthold Rzany

1. Historische Entwicklung – vom Gift zum Arzneimittel

1. Historische Entwicklung – vom Gift zum Arzneimittel

Die Entdeckungen und Entwicklungen auf dem Weg des Botulinumtoxins vom Gift zum Arzneimittel markieren medizinhistorische Meilensteine. Sie bieten darüber hinaus eine ebenso kuriose wie aufschlussreiche Grundlage für den ärztlichen Umgang mit einer pharmakologischen Substanz, die an Potenz und Vielseitigkeit ihresgleichen sucht.

1.1. Von der Wurst zur Vision

Die ersten Berichte über Botulismus reichen bis ins frühe 18. Jahrhundert, wobei der erste dokumentierte Fall 1735 aufgetreten sein soll. Im Jahre 1793 wütete eine Epidemie im südlichen Deutschland nach Verzehr von geräucherten, nicht gekochten Blutwürsten, wobei über die Hälfte der Erkrankten zu Tode kam. Im Jahr 1812 legte der württembergische Arzt und Dichter Justinus Christian *Kerner* erstmals seine Beobachtungen zu der Wirkung des „Fettgiftes“ aus verdorbenen Würsten nieder (Abb. 1 und Abb. 2). Fünf Jahre später, 1817, beschrieb er in der Zeitschrift „Tübinger Blätter für Naturwissenschaften und Arzneykunde“ wiederum die Wirkung dieses Giftes und lieferte dabei eine detaillierte kasuistische Schilderung (s. Textauszug), die alle typischen Symptome des Botulismus enthält. In einer Reihe von weiteren Veröffentlichungen sammelte er schließlich insgesamt 230 Krankheitsfälle und vermutete als deren Ursache ein Lebensmittelgift in Form von Fettsäuren, welches hauptsächlich in verdorbenen Würsten zu finden sei und nach dessen Verzehr eine Erschlaffung aller Muskeln, ein Sistieren der Darmtätigkeit und das Versiegen aller Drüsensekrete auftrete. Er spekulierte damals bereits über eine mögliche medizinische Nutzung dieses Giftes zur Entkrampfung von Muskeln und zur Verringerung übermäßiger Drüsensekretion [2, 4].

TEXTAUSZUG: J. Kerner, 1817 [3]
Am 12. Februar 1815 kaufte ein 44-jähriger, übrigens dem Branntweintrinken gewohnter Bauer eine Leberwurst und aß diese um 8 Uhr nachts mit Widerwillen, weil sie voll Schimmel, sauer und stinkend gewesen. Am Morgen des anderen Tages fühlte er Schwindel und sah alles doppelt. Am 2. Tage hatte er einen beengten Atem, konnte nichts mehr hinunterschlucken und es trat eine große Heiserkeit ein. Er ließ sich vom Chirurgen eine Ader öffnen. Der Kranke sagte nun, er wisse, er sterbe und daran sei alleine die traurige Wurst schuld. Am 5. Tag sprach der Kranke bei vollem Bewusstsein nur mit größter Anstrengung. Zog man die geschlossenen Augenlider auseinander, so schienen die Pupillen ganz ausgedehnt, unbeweglich und wie stier. Das Gesicht war gerötet, der Körper gleichsam überwärmt und die Haut war trocken. Das Harnlassen war versiegt und der Stuhlgang kam auch auf Klistiere nicht. Die Arme konnte der Kranke bewegen, doch sagte er, sie seien ihm wie gelähmt. Er falle beim Versuche zu gehen um. Am Nachmittag des 7. Tages erbleichte das Gesicht des Kranken. Er gab zu verstehen, dass man beten solle, machte lebhafte, fast konvolutische Bewegungen, wurde ruhiger und – atmete nicht mehr! Sechs Tage und 19 Stunden nach Genuss der traurigen Wurst.

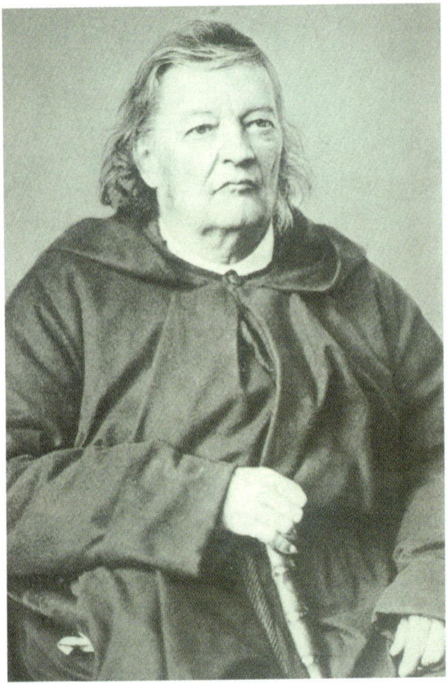

Abb. 1: *Justinus Kerner.* Dr. Justinus Christian Kerner (1786–1862) lebte und wirkte im württembergischen Städtchen Weinsberg, wo er als Arzt und romantischer Dichter regionale Berühmtheit erlangte.

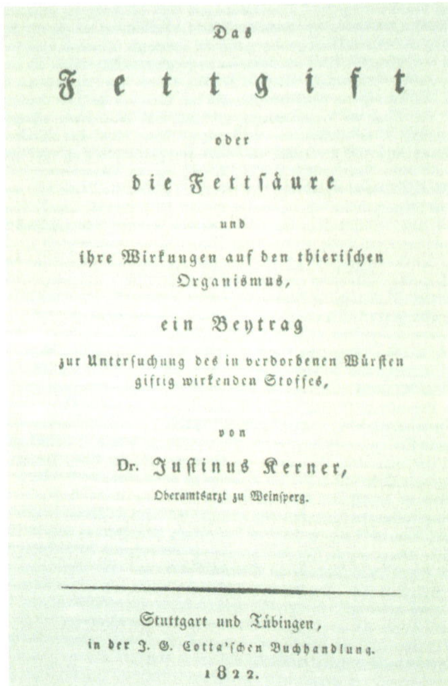

Das
Fettgift
oder
die Fettsäure
und
ihre Wirkungen auf den thierischen
Organismus,
ein Beytrag
zur Untersuchung des in verdorbenen Würsten
giftig wirkenden Stoffes,
von
Dr. Justinus Kerner,
Oberamtsarzt zu Weinsberg.

Stuttgart und Tübingen,
in der J. G. Cotta'schen Buchhandlung.
1822.

Abb. 2: *Originalarbeit über das Fettgift.* In seinen medizinischen Abhandlungen über das Fettgift in verdorbenen Würsten beschrieb Kerner bereits Anfang des 19. Jahrhunderts sehr exakt die Symptome des Botulismus.

1.2. Von Württemberg nach Belgien

Dem belgischen Mikrobiologen Professor Pierre Marie *van Ermengem*, einem Schüler von Robert *Koch*, gelang 1897 die Aufklärung der Ursache dieser meist tödlichen Lebensmittelvergiftung. Er konnte ein Bakterium isolieren und somit die Fettsäurentheorie von Kerner widerlegen [8]. Der Nachweis gelang aus dem Stuhl einer Gruppe von gleichzeitig erkrankten Musikern, die kontaminierten rohen gesalzenen Schinken während eines Auftritts bei einer Beerdigungsfeier in Ellezelles, Belgien, zu sich genommen hatten. Auch der Name Botulinumtoxin, der sich vom lateinischen Wort *botulus* für Wurst ableitet, wurde von *van Ermengem* geprägt, da ja die Intoxikationen typischerweise nach dem Verzehr von Wurstwaren auftraten. Diese wurden zu damaliger Zeit unter hygienisch riskanten Bedingungen hergestellt und boten aufgrund der Wursthaut ein anaerobes Wachstumsmilieu.

1.3. Vom Gift zum Waisenmedikament (Orphan drug)

1920 gelang Hermann *Sommer* an der Universität Kalifornien die erste Reinigung des Botulinumtoxins Typ A (BT-A). Während des zweiten Weltkrieges fürchteten die USA den Einsatz des Toxins als verheerende biologische Waffe, da bekannt war, dass verschiedene Länder Kapazitäten und Pläne für den Gebrauch von chemischen und biologischen Waffen besaßen. Unter strengsten militärischen Sicherheitsvorkehrungen in Fort Derrick, Maryland, wurde seine systematische Erforschung veranlasst, um geeignete Abwehrmaßnahmen zu entwickeln. Im Auftrag der U.S. Army beschäftigte sich daher E.J. *Schantz* mit der Struktur des Proteins und konnte auch größere Mengen davon herstellen. 1949 brachten A. *Burgens* Erkenntnisse erstmals Licht in den Wirkungsmechanismus dieser Toxine, indem er eine präsynaptische Acetylcholinhemmung beweisen konnte, und nicht, wie bisher angenommen, eine postsynaptische Nervenblockade.

Aufgrund dieser pharmakologischen Erkenntnisse interessierte sich der Ophthalmologe A. *Scott* am Smith-Kettlewell Eye Research Institute in San Francisco für das Nervengift, um damit gezielt einzelne Augenmuskeln zu lähmen und dadurch das Schielen zu behandeln. Er wird zu Recht als neuzeitlicher Pionier und Vater der klinischen Botulinumtoxintherapie bezeichnet. Im Jahr 1979 genehmigte schließlich die amerikanische Gesundheitsbehörde „Food and Drug Administration" (FDA) erstmals den Einsatz von gereinigtem Botulinumtoxin-A (BT-A) zur experimentellen Behandlung des Strabismus, sodass im gleichen Jahr die erste Charge für den medizinischen Gebrauch am Menschen hergestellt und 1980 die erste Behandlung durch A. *Scott* und J. *Schantz* erfolgreich durchgeführt werden konnte [6]. Auf dem Weg eines militärisch höchstgradig bewachten Toxins hin zu einem gebrauchsfertigen Medikament wurde für das Botulinumtoxin ein neuer Begriff geprägt: Orphan drug (Waisenmedikament). Nicht wie üblich wurde ein von einer pharmazeutischen Firma entwickeltes Produkt auf den pharmazeutischen Markt gebracht, vielmehr wurde hier nach Entdeckung eines phänomenalen Wirkstoffes der Natur auf dem pharmazeutischen Sektor nach Adoptiveltern gesucht, die sich dieses Waisenkindes anzunehmen bereit waren [5].

1.4. Vom Stiefkind zum Musterknaben

Die erste Zulassung als Medikament für die Indikationen Strabismus und Blepharospasmus erfolgte 1989 in den USA (damals Oculinum®, später: BOTOX®). Eine andere Zubereitungsform wurde 1991 unter dem Handelsnamen Dysport® in Großbritannien eingeführt. Der Name leitete sich von Dystonie und Porton Products, dem Hersteller des Toxins ab. Seit 1993 werden beide Präparate mit Zulassung für bestimmte ophthalmologische und neurologische Erkrankungen auch in Deutschland vertrieben.

Inzwischen ist BT-A bei zahlreichen spastischen Erkrankungen wie Tortikollis, fazialen Tics, Schreibkrampf sowie weiteren Dystonien zum Mittel der ersten Wahl avanciert. Darüber hinaus belegen klinisch kontrollierte Studien und Kasuistiken, dass BT-A bei zahlreichen anderen Erkrankungen eingesetzt werden kann. Hier reicht das Spektrum inzwischen buchstäblich von A wie Analfissur bis Z wie Zähneknirschen (Bruxismus). Die allermeisten Anwendungen basieren freilich auf der Möglichkeit, einzelne Muskeln gezielt zu relaxieren, sodass zahlreiche Krankheitszustände, die direkt oder indirekt auf eine pathologische Muskelaktivität zurückzuführen sind, ein potentielles Anwendungsgebiet für Botulinumtoxin bieten. Pointiert

Tab. 1: Klinische Anwendungsmöglichkeiten von Botulinumtoxin

Skelettmuskulatur	
Dystonien	Spasmus hemifacialis, oromandibuläre Dystonie, Meige-Syndrom, Schreibkrampf, spasmodische Dysphonie
Spastizität	im Kindesalter, bei multipler Sklerose, nach Schlaganfall, posttraumatisch (z.B. Rückenmarkverletzung), nach zentraler Lähmung
Augenmuskelstörungen	Strabismus, Nystagmus, okulomotorische Nervenlähmung
Bruxismus	"Zähneknirschen"
Schmerzzustände	Spannungskopfschmerz, chronische Rückenschmerzen, Migräne, chronischer Tennisellenbogen
Korrektur hyperkinetischer Falten	bedingt durch verstärkte Mimik in Glabella-, Frontal- und Periorbitalfalten
Dysphonie	Dysfunktion der Muskulatur der Stimmritze
Kompensation unilateraler Paresen	z.B. nach Fazialisparese oder posttraumatisch
Glatte Muskulatur	
Achalasie	intraösophageale Injektion
Analfissur	Unterbrechung schmerzinduzierter Kontraktion
Harnverhalt	Detrusor-Sphinkter-Dyssynergie
Vaginismus	Prävention ungewollter Kontraktionen des Beckenbodens
Cholestase	bei Dysfunktion des Sphinkter Oddi mit Gallensekretionsstörung
Autonome Funktionen	
Fokale Hyperhidrose	cholinerg innervierte ekkrine Schweißdrüsen: axillär, palmoplantar, frontal, Sonderformen: Frey-Syndrom, Ross-Syndrom
Hypersalivation	Gandulae parotis, submandibularis u.a.
Krokodilstränen	pathologische Tränensekretion

ausgedrückt: „ubi musculus, ibi botulinum“. Daneben hat aber auch die frappierende Wirksamkeit bei der Ausschaltung einzelner autonomer Funktionen, insbesondere pathologisch vermehrter Drüsensekretionsleistungen, zu einer Diversifizierung von Indikationen und Anwendern geführt (Tab. 1). Insgesamt wurden bereits mehr als 100 medizinische Anwendungsgebiete von BT-A beschrieben [7].

Der Pionier von BT-A-Injektionen, Allen *Scott*, hatte als Augenarzt bereits das Verstreichen von Gesichtsfalten nach der Behandlung des Blepharospasmus als kuriose Nebenwirkung beobachtet, ohne zu ahnen, dass dieser Effekt ein Jahrzehnt später für einen exponentiell wachsenden Umsatz des Medikamentes in den USA sorgen würde. Seine ehemalige Mitarbeiterin Jean *Carruthers* und ihr Mann Alastair *Carruthers* erforschten seit 1988 die neuen Möglichkeiten zur Faltenkorrektur mittels BT-A [1].

Eine weitere „Nebenwirkung", die Trockenheit der Haut, die bereits von Justinus Kerner minutiös beschrieben wurde, führte in den letzten Jahren zu einer faszinierenden Erweiterung der Behandlungsmöglichkeiten der fokalen Hyperhidrose. Die daraus hervorgegangenen therapeutischen Erfolge und die ausgesprochene Dankbarkeit der behandelten Patienten hat namentlich in der Dermatologie eine zunehmend um sich greifende Bereitschaft katalysiert, sich verstärkt dem Botulinumtoxin zuzuwenden.

Literatur

1. **Carruthers A, Carruthers J.** History of the cosmetic use of Botulinum A exotoxin. Dermatol Surg 1998; 24: 1168–1170.
2. **Erbguth FJ.** Botulinum toxin, a historical note [letter; comment]. Lancet 1998; 351(9118): 1820.
3. **Kerner J.** Vergiftung durch verdorbene Würste. Tübinger Blätter für Naturwissenschaften und Arzneykunde 1817; 3: 1–45.
4. **Kreyden OP, Geiges ML, Böni R, Burg G.** Botulinumtoxin: Vom Gift zum Medikament. Hautarzt 2000; 51: 733–737.
5. **Schantz EJ, Johnson EA.** Botulinum toxin: the story of its development for the treatment of human disease. Perspect Biol Med 1997; 40: 317–327.
6. **Scott AB.** Botulinum toxin injections of eye muscles to correct strabism. Trans Am Ophtalmol Soc 1981; 79: 734–770.
7. **Toxin 99.** International Conference 1999: Basic and Therapeutic Aspects of Botulinum and Tetanus Toxins. Orlando, Florida, USA. November 16–18, 1999. Abstracts. Mov Disord 2000; 2: 1–58.
8. **Van-Ermengen E.** Über einen neuen anaeroben Bacillus und seine Beziehung zum Botulismus. J Hyg Infektionskrankh 1897; 26: 1–56.

2. Pharmakologische Grundlagen

2. Pharmakologische Grundlagen

2.1. Natürliches Vorkommen von Botulinumtoxin

Botulinumtoxin ist ein natürlich vorkommendes Bakteriengift, das von Clostridium botulinum unter anaeroben Bedingungen als Exotoxin sezerniert wird. Die grampositiven, begeißelten und sporenbildenden Clostridien sind weit verbreitet und vermehren sich rasch, wenn sie in luftabgeschlossene Nahrungsmittel wie Würste, Schinken, Fisch oder Konserven gelangen. Sieben Subtypen (A bis G) des Botulinumtoxins sind bislang charakterisiert worden, die sich nicht nur in ihrer biochemischen Struktur, sondern auch in ihren immunologischen und pharmakologischen Eigenschaften unterscheiden. Die genetische Information liegt für die Typen A, B, und F im Bakteriengenom, für die Typen C und D in Bakteriophagen sowie für den Typ G in einem Plasmid. Gemeinsam ist allen Toxinen eine langfristige Blockade cholinerger Nerven.

2.2. Botulismus

Der Botulismus wird am häufigsten durch kontaminierte Lebensmittel hervorgerufen, die zur Konservierung unter Luftabschluss gelagert werden, wie beispielsweise in Wursthäuten, Vakuumverpackungen, Konserven, Flaschen oder Ähnlichem [1, 3]. Weitere seltene Intoxikationsformen sind der Botulismus bei Säuglingen durch Fehlbesiedelung des Darmes mit Clostridium botulinum und der Wundbotulismus, beispielsweise bei Drogenabhängigen durch Kontamination des Injektionsbesteckes und nachfolgende Vermehrung der Keime im nekrotischen Wundgewebe [27]. Über Botulismus nach medizinischer Behandlung mit Botulinumtoxin wurde kürzlich als Rarität berichtet [9].

Erste unspezifische Symptome, wie z.B. Übelkeit, Erbrechen, Bauchschmerzen und Diarrhö können bereits in den ersten 24 Stunden nach Toxinaufnahme auftreten. In diesem Frühstadium kann noch versucht werden, durch Gabe von trivalentem, equinem Antitoxin (Botulismus Antitoxin Bering®) die Aufnahme des Giftes in die Nervenzellen zu vermindern. Gelingt dies nicht ausreichend, folgen Sehstörungen (Doppelbilder, Akkommodationsstörung, Pupillenerweiterung), Behinderungen beim Schlucken und Sprechen sowie Trockenheit von Mund, Auge und Haut. Das Vollbild entwickelt sich innerhalb von drei bis sieben Tagen und ist durch eine Erschlaffung der gesamten quer gestreiften und glatten Muskulatur geprägt, in Form von Tetraparese, Darmatonie, Harnverhalt, Herzrhythmusstörungen und Lähmung der Atemmuskulatur. Die Behandlung in diesem Stadium erfor-

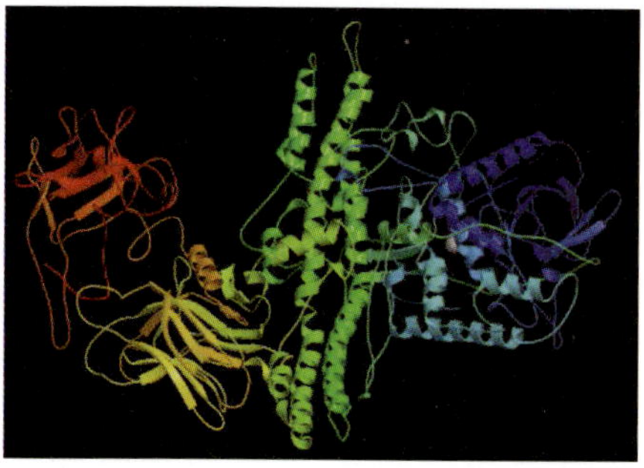

Abb. 1: *Molekülstruktur von Botulinumtoxin.*

dert eine mehrmonatige intensivmedizinische Betreuung inklusive apparativer Beatmung, da nach Aufnahme des Toxins in die Nervenzelle kein Antidot mehr wirksam ist. Die Symptome können über Monate persistieren, bis es schließlich zu einer kompensatorischen Reinnervation der betroffenen Muskeln kommt (Näheres hierzu s. 2.4.2).

2.3. Molekulare Eigenschaften

Die weitaus größte klinische Erfahrung liegt bislang mit Botulinumtoxin Typ A (BT-A) vor, das der potenteste Subtyp mit der längsten Wirkungsdauer ist [17]. In der Natur ebenso wie in pharmazeutischen Darreichungen liegt das BT-A in einem 900 KD großen Proteinkomplex vor, in dem es durch nichttoxische Proteine wie Hämagglutinine stabilisiert wird. Das eigentliche Toxin ist ein 150 KD großes Molekül, bestehend aus einer schweren und einer leichten Kette, die lediglich über eine einzige Disulfidbrücke miteinander verbunden sind (Abb. 1) [2, 19]. In Lösung ist das Toxin daher ausgesprochen instabil und kann bereits durch mechanische oder thermische Belastungen leicht in seine inaktiven Untereinheiten zerfallen [7].

2.4. Wirkungsmechanismus

2.4.1. Temporäre Blockade der Acetylcholinfreisetzung. Botulinumtoxin blockiert selektiv die Acetylcholinfreisetzung und damit alle cholinerg kontrollierten Körperfunktionen. Acetylcholin ist ein im menschlichen Organismus weitverbreiteter Überträgerstoff von Nervenimpulsen (Tab. 1). Nervenfasern, deren distale Endigungen Acetylcholin zur Erregungsüberleitung freisetzen, werden als cholinerg bezeichnet. Sie treten vordergründig an der motorischen Endplatte in der quer gestreiften Muskulatur auf, d.h. an der Schaltstelle zwischen peripherer Nervenendigung zur Muskelfaser. Damit ist jede willkürliche Körperbewegung, sei es ein Fußtritt oder auch nur ein Blinzeln der Augenlider, von einer neuronal kontrollierten Acetylcholinfreisetzung abhängig. Darüber hinaus ist Acetylcholin auch der Überträgerstoff autonomer, also unwillkürlicher Nervenimpulse: Als Neurotransmitter der parasympathischen Nervenendigungen ist Acetylcholin für die Aktivität der glatten Muskulatur verantwortlich und sorgt damit beispielsweise für die Peristaltik des Magen-Darm-Traktes oder die Schließfunktion von Sphinktermuskeln an Enddarm, Gallenblase und Harnblase. Ebenso werden die parasympathisch kontrollierten Sekretionsleistungen der Speichel- und Tränendrüsen cholinerg kontrolliert. Schließlich beruht auch die Fähigkeit zu schwitzen auf einer Acetylcholinfreisetzung. Die dafür verantwortlichen ekkrinen Schweißdrüsen werden zwar von sympathischen Fasern innerviert, diese sind jedoch nicht adrenerg, sondern cholinerg und nehmen daher eine Sonderstellung unter den sympathischen Fasern ein.

Botulinumtoxin kann entweder mit der Nahrung im Sinne einer Vergiftung oder durch Injektion im Sinne einer medizinischen Behandlung ins Gewebe gelangen. Dort breitet sich das Toxin durch freie Diffusion aus, bis es selektiv an cholinerge Nervenendigungen bindet. Diese Bindung erfolgt hochspezifisch durch so genannte Akzeptoren an der Plasmamembran der Nervenzelle, die als Rezeptor für die schwere Kette („heavy chain") des Toxins agieren (Abb. 2). Dadurch wird die endozytische Aufnahme des gesamten Botu-

Tab. 1: Cholinerg kontrollierte Körperfunktionen

Quer gestreifte Muskulatur	Willkürliche Körperbewegungen
Glatte Muskulatur	Peristaltik, Atmung, Schließmuskelfunktionen
Sekretion (parasymphatisch)	Speichel-, Tränenfluss
Sekretion (sympathisch)	Schweißfluss

linumtoxinmoleküls in neuronale Endosomen induziert. Durch das saure Milieu innerhalb der Endosomen tritt eine Konformationsänderung der Molekülstruktur ein: Das N-terminale Ende der schweren Kette bildet einen Kanal in der Endosomenmembran, durch den das Toxin in das neuronale Zytosol gelangt. Schwere und leichte Ketten werden hier durch zelleigene Reduktionsenzyme getrennt und die toxische Wirkung der leichten Kette entfaltet sich [10, 25].

Die leichte Kette des Toxins ist eine Protease, die durch Spaltung von Aminosäurenbindungen das SNAP-25-Protein („synaptosomal-associated protein of 25 KD“) hemmt. SNAP-25 sitzt an der Innenseite der Axonmembran und ist mitverantwortlich für die Acetylcholinfreisetzung durch Verschmelzung der präsynaptischen Axonmembran mit den Vesikeln, die Acetylcholin enthalten. Durch die irreversible Hemmung von SNAP-25 wird die Ausschüttung von Acetylcholin in den synaptischen Spalt verhindert, es kommt zu keiner Erregungsübertragung [8]. Die Hemmung der Acetylcholinfreisetzung führt im Skelettmuskel zu einer schlaffen Lähmung und an der glatten Muskulatur, soweit unter parasympathischer Kontrolle, zu einer Atonie. Die Sekretionsleistung aller cholinerg innervierten Drüsen sistiert.

2.4.2. Eintreten und Dauer der Wirkung. Der Ablauf der einzelnen Schritte, Gewebediffusion, spezifische Bindung an die Zellmembran, intrazelluläre Aufnahme und nachfolgende enzymatische Reaktionen, erfordert ungefähr zwei bis fünf Tage. Dies ist in der Regel die Latenzzeit von der Toxingabe bis zum Eintreten klinischer Effekte. Abhängig von individuellen Faktoren kann allerdings noch bis zu zwei Wochen eine crescendoartige Zunahme der Toxinwirkung beobachtet werden.

Die klinische Wirkung hält nach intramuskulärer Injektion etwa drei Monate an, kann sich jedoch in seltenen Fällen bis auf neun Monate verlängern. Während dieser Zeitspanne wird die Funktionsfähigkeit der cholinergen Synapse durch zwei Mechanismen wieder hergestellt: Erstens wird das in der Nervenzelle aktive Toxin proteolytisch gespalten und es kommt zur Neubildung von SNAP-25, wodurch die Nervenendigungen ihre ursprüngliche Funktion zurückerhalten. Zweitens kann regelmäßig in vitro wie auch im Tierversuch in vivo das Aussprossen („sprouting“) von zusätzlichen neugebildeten Nervensynapsen nachgewiesen werden. Diese parallel geschalteten Synapsen werden – ähnlich wie Umleitungen bei Baumaßnahmen im Straßenverkehr – nach Restitution der ursprünglichen Synapse wieder beseitigt und dienen somit nur einer vorübergehenden Kompensation (Abb. 3). Letztendlich wird wieder der Ausgangszustand hergestellt [21]. Beim Menschen konnten selbst nach wiederholten Injektionen keine persistierenden morphologischen Verän-

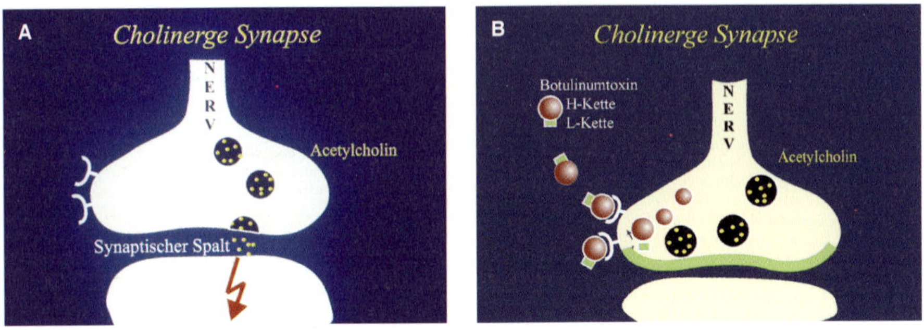

Abb. 2: *Wirkungsmechanismus von Botulinumtoxin.* A) Die Erregungsüberleitung an cholinergen Synapsen ebenso wie an der motorischen Endplatte erfolgt durch eine rasche Freisetzung von Acetylcholin aus präsynaptischen Vesikeln. Dabei kommt es zu einer enzymatisch vermittelten Verschmelzung der Vesikelmembran mit der Neuronenmembran, sodass Acetylcholin freigesetzt werden kann.
B) Botulinumtoxin wird über Akzeptoren spezifisch in die Nervenzellen aufgenommen und verhindert dort die Acetylcholinfreisetzung aus den Speichervesikeln durch die Hemmung von SNAP-25 an der Innenseite der Axonmembran.

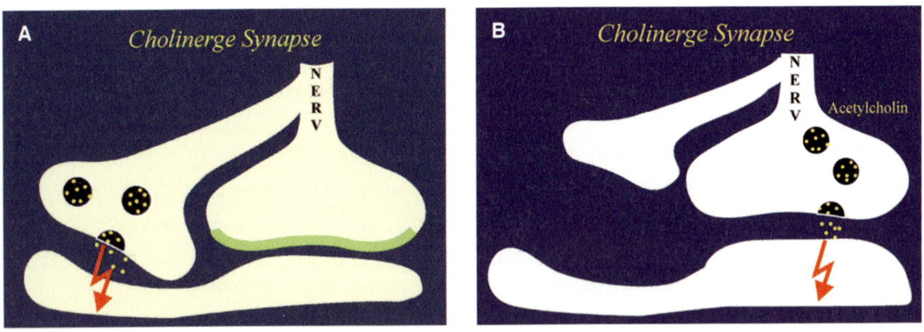

Abb. 3: *Regeneration cholinerger Synapsen nach Botulinumtoxin.* A) Innerhalb von Monaten kommt es durch Aussprossen neuer Nervenendigungen zur Restitution der Acetylcholinfreisetzung und damit zur Wiedererlangung der neuronalen Erregungsübertragung.
B) Zwischenzeitliche Aussprossungen bilden sich allmählich zurück, die Synapse regeneriert sich wieder vollständig.

derungen wie z.B. Muskelfaseratrophien beobachtet werden [5, 16]. Allerdings wurden wiederholt subklinische Veränderungen in anderen, d.h. entfernt zur Injektion gelegenen Muskeln beschrieben. Dieses so genannte „Jitter"-Phänomen ist jedoch nur mittels Einzelfaser-EMG-Ableitung nachweisbar [16, 20]. Seine Bedeutung und Interpretation bleiben bislang unklar, da weder klinisch noch im standardmäßigen Elektromyogramm entsprechende Veränderungen gefunden wurden.

Beobachtungen zur Behandlung der Hyperhidrose mit Botulinumtoxin Typ A zeigen regelmäßig längere Wirkungszeiten als im Muskel, nämlich sechs bis zwölf Monate, in Einzelfällen auch darüber hinaus bis zu 18 Monate. Unbekannt ist, inwiefern zu motorischen Synapsen analoge Regenerationsprozesse auch an den sympathischen Nervenendigungen auftreten und somit für das Wiederauftreten der Hyperhidrosis verantwortlich sein könnten. Morphologische Veränderungen der Schweißdrüsen oder der innervierenden sympathischen Nerven wurden bislang nicht beobachtet.

2.5. Bestimmung der biologischen Aktivität

2.5.1. LD50 im Mausletalitätsassay. Bezogen auf sein Gewicht ist Botulinumtoxin das giftigste aller Gifte (Tab. 2). Wenige Gramm des Toxins könnten theoretisch eine regionale biologische Katastrophe bewirken. Für medizinische Zwecke ist eine Dosisangabe in Gewichtseinheiten (Pikogramm) jedoch nicht praktikabel. Aus diesem Grund ist die biologische Aktivität des intakten Toxins – nicht sein Gewicht – maßgeblich für die Dosierung von Botulinumtoxin. Die Aktivität wird üblicherweise in einem Mausletalitätsassay bestimmt und dementsprechend in biologisch definierten Einheiten (Units = U) angegeben [26]. Hierfür werden Verdünnungsreihen des gereinigten Toxins intraperitoneal in Swiss-Webster-Mäuse injiziert. Eine Einheit entspricht dann der Toxindosis, die bei 50% der behandelten Testmäuse letal wirkt. Diese Dosis wird als LD50 bezeichnet [24].

Tab. 2: Gifte im Vergleich

Gift	Lebensbedrohliche Dosis [mg/kg KG]
Alkohol	10.000,0
Zyanwasserstoff	5,0
Strichnin	2,0
Curare	0,5
Diphtherietoxin	0,0001
Botulinumtoxin	0,000001

Wenngleich die Bestimmung der Maus-LD50 gegenwärtig die am besten etablierte und allgemein anerkannte Verfahrensweise zur Aktivitätsbestimmung darstellt, hat sie unübersehbare Nachteile: Die Methode ist sehr zeitaufwendig und kostenintensiv. Die damit gewonnenen Einheiten sind von Präparat zu Präparat nicht direkt vergleichbar, was ihre Wirkungsstärke beim Menschen anbelangt [22]. Das heißt, eine Einheit des Präparates BOTOX® entspricht in der klinischen Anwendung nicht einer Einheit des Präparates Dysport® (Näheres zur Dosisäquivalenz in Kap. 3). Aus diesem Grund gab und gibt es immer wieder Bestrebungen einer alternativen Aktivitätsbestimmung.

2.5.2. Alternativen zum Mausletalitätsassay. Da die biologische Aktivität von Botulinumtoxin in erster Linie hinsichtlich ihrer Muskelwirkung von Interesse ist, wurde versucht, anstelle der Letalität nur die Lähmung bestimmter Muskeln im Mausmodell zu messen. Als Einheit wurde die mittlere paralytische Unit (MPU) vorgeschlagen, die hinsichtlich der klinischen Wirkung möglicherweise eine bessere Beurteilung erlaubt [23].

Eine andere Möglichkeit bietet die Injektion des Botulinumtoxins in einen Test- oder Indikatormuskel beim Menschen, wobei dieser Muskel dadurch temporär gelähmt wird. So wurden in einer Arbeit unterschiedliche pharmazeutische Präparationen von Botulinumtoxin A (Dysport® versus BOTOX®) in den Musculus extensor digitorum brevis bei gesunden Probanden injiziert und verglichen [29].

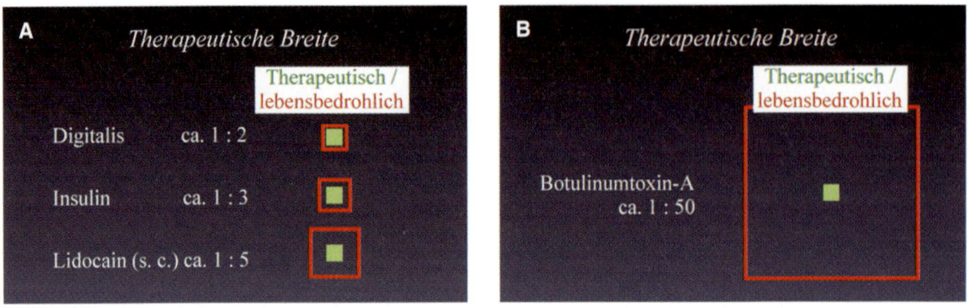

Abb. 4 A, B: *Therapeutische Sicherheit.* Die therapeutische Sicherheit oder auch therapeutische Breite ergibt sich aus dem Verhältnis der notwendigen Dosis zur Erreichung des gewünschten klinischen Effekts zur bedrohlichen Dosis hinsichtlich unerwünschter Nebenwirkungen. Im Vergleich mit anderen Medikamenten weist Botulinumtoxin A eine sehr hohe therapeutische Sicherheit auf.

Kürzlich wurde über einen weiteren Ansatz zur Bestimmung der muskellähmenden Wirkung beim Menschen berichtet: Nach Injektion des Toxins in den M. sternocleidomastoideus bei Patienten mit zervikaler Dystonie wurden elektromyographische Messungen zur Quantifizierung der Toxindosis mit einer Genauigkeit von +/- 10% durchgeführt [12].

Wenngleich die vorgenannten Assays einen engen Bezug zu klinischen Fragestellungen haben und möglicherweise bessere klinische Vorhersagen bezüglich der zu erwartenden Dosis-Wirkung-Relation erlauben, konnten sie sich bislang nicht einheitlich oder allgemeingültig etablieren. Damit bleibt als so genannter Goldstandard nach wie vor der Mausletalitätsassay, der die weiteste Verbreitung zur Dosisdefinition besitzt.

2.5.3. Therapeutische Sicherheit. BT ist derzeit das potenteste bekannte Nervengift. Bereits weniger als $0{,}2 \times 10^{-12}$ mol entsprechen der LD50 von Mäusen nach intraperitonealer Injektion mit BT-A. Die geschätzte LD50 für den Menschen beläuft sich laut Produktinformation auf 39.200 bis 78.400 U Dysport® nach intramuskulärer Applikation beziehungsweise auf 3000 bis 30.000 U BOTOX® nach oraler Einnahme.

Da die zur Behandlung verschiedenster Erkrankungen benötigten Mengen 25- bis 100-mal unter der menschlichen LD50 liegen, wird BT-A allgemein als „sehr sicheres Medikament" eingestuft (Abb. 4). Diese Einstufung wurde namentlich auch von der amerikanischen Gesundheitsbehörde, Food and Drug Administration (FDA), vorgenommen. Da BT-A die Blut-Hirn-Schranke nicht passieren kann, ist eine Wirkung im zentralen Nervensystem nicht möglich. Auch eine Aufnahme über die Hautbarriere ist aufgrund der Molekülgröße nicht möglich.

2.6. Induktion von Antikörpern gegen Botulinumtoxin

Seit einigen Jahren wächst die Zahl der Berichte über Therapieversager bei der Botulinumtoxinbehandlung, namentlich nach langjähriger intramuskulärer Anwendung [6, 13, 15, 18]. Die Ursache liegt meist in der Stimulation des Immunsystems durch das Toxin und dadurch bedingter Bildung von neutralisierenden Antikörpern. Dies wird bei 3–10% der langfristig mit BT-A behandelten Patienten mit Tortikollis beobachtet, äußerst selten bei Patienten mit anderen Muskeldystonien. Der Verdacht auf Antikörperbildung ergibt sich klinisch immer dann, wenn die Wirkung bei wiederholter Anwendung abnimmt. Häufige und hochdosierte Injektionen fördern die Entwicklung von Antikörpern [14]. Die Botulinumtoxinantikörper können im Serum der Patienten mittels eines In-vitro-Assays nachgewiesen werden [11]. Dies kann durch einen zusätzlichen In-vivo-Maus-Assay ergänzt werden [28], um eine hinreichende diagnostische Sicherheit zu gewährleisten. Hierbei wird Patientenserum zusammen mit Botulinumtoxin injiziert. Bleibt eine toxische Wirkung aus, bestätigt dies das Vorliegen von neutralisierenden Antikörpern. Alternativ kann beim betroffenen Patienten gezielt ein Testmuskel, z.B. der M. extensor digitorum brevis, paralysiert werden. Gelingt dies nicht, bestätigt sich der Verdacht auf Antikörper [15]. Schließlich kann auch ein kürzlich vorgeschlagener Hauttest durchgeführt werden: Man injiziert intradermal in ein Hautareal; wird dieses anhydrotisch, spricht dies gegen das Vorliegen von Antikörpern [4].

Als Empfehlung zur Vermeidung von Antikörperinduktion gilt allgemein, die Gesamtdosis von BT-A zu begrenzen sowie Injektionsintervalle von mindestens 10–12 Wochen einzuhalten. Bei nachgewiesener Antikörperbildung müssen andere therapeutische Alternativen erwogen werden. So kann in der Regel bei Resistenz gegenüber Botulinumtoxin A ein fortgesetzter therapeutischer Effekt durch Gabe anderer Subtypen erreicht werden. Hierzu steht seit 2001 Botulinumtoxin B (NeuroBloc®) kommerziell zur Verfügung.

Bei der Behandlung der fokalen Hyperhidrose oder der Analfissur, ebenso wie nach wiederholten Anwendungen von BT-A zur Korrektur mimischer Falten, wurde bisher noch nicht über so genannte Therapieversager oder die Induktion von neutralisierenden Antikörpern berichtet.

Literatur

1. **Angulo FJ, Getz J, Taylor JP et al.** A large outbreak of botulism: the hazardous baked potato. J Infect Dis 1998; 178: 172–177.
2. **Antharavally BS, DasGupta BR.** Covalent structure of botulinum neurotoxin type B; location of sulfhydryl groups and disulfide bridge and identification of C-termini of light and heavy chains. J Protein Chem 1998; 17: 417–428.
3. **Aureli P, Franciosa G, Pourshaban M.** Foodborne botulism in Italy [letter]. Lancet 1996; 348: 788.
4. **Birklein F, Erbguth F.** Sudomotor testing discriminates between subjects with and without antibodies against botulinum toxin A – a preliminary observation. Mov Disord 2000; 15: 146–149.
5. **Borodic GE, Ferrante R, Pearce LB, Smith K.** Histologic assessment of dose-related diffusion and muscle fiber response after therapeutic botulinum A toxin injections. Mov Disord 1994; 9: 31–39.
6. **Borodic G, Pearce LB, Johnson E.** Antibodies to botulinum toxin [letter; comment]. Ophthalmology 1994; 101: 1158–1159.
7. **Borodic G, Johnson E, Goodnough M, Schantz E.** Botulinum toxin therapy, immunologic resistance, and problems with available materials. Neurology 1996; 46: 26–29.
8. **Boroff DA, del CJ, Evoy WH, Steinhardt RA.** Observations on the action of type A botulinum toxin on frog neuromuscular junctions. J Physiol Lond 1974; 240: 227–253.

9. **Cobb DB, Watson WA, Fernandez MC.** Botulism-like syndrome after injections of botulinum toxin. Vet Hum Toxicol 2000; 42: 163–165.
10. **Coffield JA, Considine RV, Simpson LL.** The site and mechanisms of actions of botulinum neurotoxin. In: Jankovic J, Hallet M (eds) Therapy with botulinum toxin. New York: Marcel Dekker, 1994: 3–13.
11. **Doellgast GJ, Brown JE, Koufman JA, Hatheway CL.** Sensitive assay for measurement of antibodies to Clostridium botulinum neurotoxins A, B, and E: use of hapten-labeled-antibody elution to isolate specific complexes. J Clin Microbiol 1997; 35: 578–83
12. **Dressler D, Rothwell JC.** Electromyographic quantification of the paralysing effect of botulinum toxin in the sternocleidomastoid muscle. Eur Neurol 2000; 43: 13–16.
13. **Goschel H, Wohlfarth K, Frevert J, Dengler R, Bigalke H.** Botulinum A toxin therapy: neutralizing and non-neutralizing antibodies – therapeutic consequences. Exp Neurol 1997; 147: 96–102.
14. **Jankovic J, Schwartz K.** Response and immunoresistance to botulinum toxin injections. Neurology 1995; 45: 1743–1746.
15. **Kessler KR, Benecke R.** The EBD test – a clinical test for the detection of antibodies to botulinum toxin type A. Mov Disord 1997; 12: 95–99.
16. **Lange DJ, Rubin M, Greene PE et al.** Distant effects of locally injected botulinum toxin: a double-blind study of single fiber EMG changes. Muscle Nerve 1991; 14: 672–675.
17. **Montecucco C, Schiavo G, Rossetto O.** The mechanism of action of tetanus and botulinum neurotoxins. Arch Toxicol Suppl 1996; 18: 342–354.
18. **Naumann M, Toyka KV, Mansouri TB, Ahmadpour J, Reiners K, Bigalke H.** Depletion of neutralising antibodies resensitises a secondary non-responder to botulinum A neurotoxin. J Neurol Neurosurg Psychiatry 1998; 65: 924–927.
19. **Oguma K, Fujinaga Y, Inoue K.** Structure and function of Clostridium botulinum toxins. Microbiol Immunol 1995; 39: 161–168.
20. **Olney RK, Aminoff MJ, Gelb DJ, Lowenstein DH.** Neuromuscular effects distant from the site of botulinum neurotoxin injection. Neurology 1988; 38: 1780–1783.
21. **Paiva de A, Meunier FA, Molgo J, Aoki KR, Dolly JO.** Functional repair of motor endplates after botulinum neurotoxin type A poisoning: biphasic switch of synaptic activity between nerve sprouts and their parent terminals. Proc Natl Acad Sci USA 1999; 96: 3200–3205.
22. **Pearce LB, Borodic GE, First ER, MacCallum RD.** Measurement of botulinum toxin activity: evaluation of the lethality assay. Toxicol Appl Pharmacol 1994; 128: 69–77.
23. **Pearce LB, Borodic GE, Johnson EA, First ER, MacCallum R.** The median paralysis unit: a more pharmacologically relevant unit of biologic activity for botulinum toxin. Toxicon 1995; 33: 217–227.
24. **Pearce LB, First ER, MacCallum RD, Gupta A.** Pharmacologic characterization of botulinum toxin for basic science and medicine. Toxicon 1997; 35: 1373–1412.
25. **Poulain B, Tauc L, Maisey EA, Wadsworth JD, Mohan PM, Dolly JO.** Neurotransmitter release is blocked intracellularly by botulinum neurotoxin, and this requires uptake of both toxin polypeptides by a process mediated by the larger chain. Proc Natl Acad Sci USA 1988; 85: 4090–4094.
26. **Schantz EJ, Johnson EA.** Properties and use of botulinum toxin and other microbial neurotoxins in medicine. Microbiol Rev 1992; 56: 80–99.
27. **Shapiro RL, Hatheway C, Swerdlow DL.** Botulism in the United States: a clinical and epidemiologic review. Ann Intern Med 1998; 129: 221–228.
28. **Sheridan RE, Deshpande SS, Smith T.** Comparison of in vivo and in vitro mouse bioassays for botulinum toxin antagonists. J Appl Toxicol 1999; 19 (Suppl 1): 29–33.
29. **Wohlfarth K, Goschel H, Frevert J, Dengler R, Bigalke H.** Botulinum A toxins: units versus units. Naunyn Schmiedebergs Arch Pharmacol 1997; 355: 335–340.

3. Pharmazeutische Darreichungsformen

3. Pharmazeutische Darreichungsformen

Botulinumtoxin wird nicht, wie oftmals vermutet, mittels rekombinanter Gentechnologie hergestellt, sondern direkt aus Bakterienkulturen von Clostridium botulinum unter hohem sicherheitstechnischem Aufwand gewonnen. Dabei wird das Toxin durch Säure- und Alkoholfällungsschritte aufgereinigt, durch Zugabe von Albumin und Hämagglutinin stabilisiert und schließlich steril filtriert.

Seit Anfang der neunziger Jahre befinden sich zwei Präparate mit dem Subtyp A von Botulinumtoxin (BT-A) auf dem europäischen Markt, die unter den Namen BOTOX® und Dysport® erhältlich sind. In den USA und der Schweiz ist derzeit nur BOTOX® zugelassen. Obwohl beide Präparate den gleichen Wirkstoff (BT-A) enthalten, unterscheiden sie sich hinsichtlich der Zusammensetzung von Hilfsstoffen, der empfohlenen Lagerungsbedingungen und Verdünnungsvolumina sowie insbesondere auch der jeweiligen Dosisangaben. Aus diesem Grund ist die Kenntnis der spezifischen Eigenschaften grundlegend für die professionelle Anwendung von Botulinumtoxin.

Dosisangaben zu Botulinumtoxin sind stets nur für das dazu zu nennende Präparat maßgeblich und dürfen nicht unkritisch von Präparat zu Präparat gleichgesetzt werden.

Im Jahr 2000 wurde in den USA von der Food and Drug Administration (FDA) ein weiteres Botulinumtoxin mit dem Handelsnamen MYOBLOC™ für den medizinischen Gebrauch zugelassen. Es enthält nicht den Typ A, sondern den immunologisch differenten Typ B. Für Europa wurde 2001 ein entsprechendes Produkt des gleichen Herstellers unter dem Namen NeuroBloc® zugelassen.

3.1. Präparate und Hersteller

3.1.1. BOTOX®. Das Produkt wurde ursprünglich zur Behandlung des Strabismus und Blepharospasmus unter dem Namen Oculinum® von Alan *Scott* am Smith Kettlewell Institute of Visual Science in San Francisco entwickelt und später von der Firma Allergan, Irvine, Ca., USA, übernommen, wobei es den eingängigen Namen BOTOX® (Botulinum-Toxin A) erhielt. Der Vertrieb in Deutschland erfolgt durch die Firma Merz, Frankfurt, in anderen Ländern durch Allergan selbst.

Die Zusammensetzung des ursprünglichen US-Produkts (batch # 79/11) wurde über zwei Entwicklungsstufen (1994 und 2000) modifiziert, um den Proteingehalt des Toxinkomplexes zu senken. Aktuell enthält eine Packungseinheit (batch # 2024) nun 4,8 ng (Nanogramm) Toxinkomplex, entsprechend 100 U Botulinumtoxin A. Zur Stabilisierung sind 0,5 mg Humanalbumin und Natriumchlorid beigegeben. Dieser Inhalt wird als tiefgefrorene, lyophilisierte Trockensubstanz in einer Glasviole abgegeben und auf Trockeneis angeliefert. Bis zur Auflösung ist BOTOX® gefroren (unter –5 °C) zu lagern. Unmittelbar vor Gebrauch wird das kaum sichtbare Pellet in sterilem 0,9% NaCl aufgelöst und sollte dann laut Pa-

Tab. 1: Handelspräparate von Botulinumtoxin

	Typ-A-Botulinumtoxin		Typ-B-Botulinumtoxin
	BOTOX®	Dysport®	MYOBLOC®/NeuroBloc®
Wirksame Bestandteile/ Viole	Clostridium-botulinum-Toxin Typ A 100 U (4,8 ng Botulinumtoxin-komplex)	Clostridium-botulinum-Toxin Typ A 500 U (12,5 ng Botulinutoxin-komplex)	Clostridium-botulinum-Toxin Typ B 5000 U/ml* (25 ng Botulinumtoxin-komplex)
Weitere Bestandteile	Humanalbumin 0,5 mg Natriumchlorid 0,9 mg	Humanalbumin 0,125 mg Laktose 2,5 mg	Humanalbumin 0,5 mg/ml* Natriumsuccinat, Natriumchlorid, Natriumoctanat, Acetyl-DL-tryptophan, HCL® pH 5,6
Haltbarkeit (Temperatur)	Lyophilisiert: 24 Monate (-5 °C) Gelöst/Anbruch: 4 Stunden (2-8 °C)	Lyophilisiert: 12 Monate Gelöst/Anbruch: 8 Stunden (2-8 °C)	Gelöst: 18 Monate (2-8 °C)
Hersteller	Allergan, Irvine, Ca., USA	Ipsen-Ltd, Wrexham, Great Britain	Athena/Neuroscience, USA
Vertrieb	Merz GmbH & Co. Eckenheimer Land-str. 100-104 60318 Frankfurt	Ipsen Pharma GmbH Einsteinstr. 30 76275 Ettlingen	Elan-Pharma GmbH Rosenkavalierplatz 8 81925 München
Preis lt. Rote Liste 2001	DM 798,-/Euro 410,-	DM 837,-/Euro 430,-	DM 837,-/Euro 430,-*

* Es stehen drei Packungsgrößen mit 0,5 ml (2500 U), 1 ml (5000 U) und 2 ml (10.000 U) zur Verfügung, Preisangabe bezogen auf 2 ml.

ckungsbeilage innerhalb von vier Stunden aufgebraucht bzw. entsorgt werden. Weitere Hinweise zum praktischen Umgang mit dem Medikament s. Kap. 3.5.

3.1.2. Dysport®. Ursprünglich wurde das Produkt zur Behandlung von Dystonien von der englischen Firma Porton Products in Porton Down, Großbritannien, hergestellt, die später von Ipsen-Biopharm Ltd., Wrexham, Großbritannien, als Teil des Mutterkonzern Ipsen-Beauford, Frankreich, übernommen wurde. Der Name Dysport® (Dystonie-Medikament von Porton Products) wurde beibehalten.

Dysport® wird als lyophilisiertes Pellet in einer Glasviole abgegeben und muss lediglich gekühlt gelagert werden. Eine Packungseinheit enthält 12,5 ng Toxinkomplex, entsprechend 500 U. Zur Stabilisierung sind 0,125 mg Humanalbumin und Laktose beigegeben. Weitere Hinweise zum praktischen Umgang mit dem Medikament s. Kap. 3.5.

3.1.3. NeuroBloc®/MYOBLOC™. Mit diesem Produkt steht seit kurzem ein weiterer Subtyp, nämlich Typ B von Botulinumtoxin, zur medikamentösen Behandlung zur Verfügung. Die Entwicklung erfolgte durch die Firma Athena/Neurosciences, USA, als Tochterunternehmen der Elan-Corporation, Irland. Das Produkt ist seit 12/2000 in den USA unter dem Namen MYOBLOC™ und in Europa seit 3/2001 unter dem Namen NeuroBloc® zugelassen. Der Vertrieb in Deutschland erfolgt durch die Firma Elan, München.

Botulinumtoxin B wird ebenfalls als Exotoxin aus Kulturen von Clostridium botulinum gewonnen. Im Gegensatz zu Typ A wird allerdings keine Lyophilisation eingesetzt, sodass das Produkt stets in flüssiger Form vorliegt und daher im Kühlschrank gelagert werden kann.

Typ-B-Botulinumtoxin ist wie Typ A ein etwa 150 KD großes Molekül, bestehend aus einer schweren (100 KD) und einer leichten (50 KD) Kette. Es führt ebenfalls zu einer Hemmung der Acetylcholinfreisetzung, wobei jedoch ein anderes Enzym als bei Typ A gehemmt wird (vgl. Kap. 2.4.). Neutralisierende Antikörper gegen Typ A im Serum eines Patienten beeinflussen nicht die Wirkung von Typ B, d.h. für Patienten mit Resistenz gegenüber Typ A gibt es nun eine Behandlungsalternative. Der Einsatz von Typ B ist jedoch nicht nur auf diese Patienten beschränkt. Prinzipiell sind alle Anwendungsgebiete denkbar, wenngleich für die meisten noch keine klinischen Erfahrungen vorliegen. Zugelassen und klinisch untersucht ist aktuell die Behandlung zervikaler Dystonien (Tab. 1).

3.2. Indikationen

Bei der Anwendung von Botulinumtoxin ist prinzipiell zwischen zugelassenen Indikationen im Sinne des Arzneimittelgesetzes und medizinisch möglichen Indikationen (so genannte „off-label uses“) zu unterscheiden. Ethische und juristische Aspekte von „off-label uses“ sind in Kap. 4 behandelt.

Die beiden derzeit im Handel befindlichen Präparate für BT-A (BOTOX® und Dysport®) ebenso wie BT-B (NeuroBloc®) sind bislang nur zur Anwendung ausgewählter neurologischer Krankheitsbilder zugelassen (Tab. 2). Wie bei kaum einem anderen Medikament hat sich jedoch für BT-A ein ausgesprochen weites Feld zusätzlicher Anwendungsgebiete entwickelt, das buchstäblich von A wie Analfissur bis Z wie Zähneknirschen reicht (Tab. 3).

Die in diesem Buch eingehend dargestellten Anwendungsgebiete Analfissur, Hyperhidrose und mimische Falten gehören aktuell zu den möglichen Anwen-

Tab. 2: Zugelassene Indikation von Botulinumtoxin (Stand 8/2001) in Deutschland

BOTOX®	▶ Idiopathischer Blepharospasmus ▶ Hemifazialer Spasmus und koexistierende fokale Dystonien ▶ Idiopathischer rotierender Torticollis spasmodicus ▶ Dynamische Spitzfußstellung (Equinovalgus-Deformität) infolge von Spastizität bei Patienten mit infantiler Zerebralparese, die älter als zwei Jahre sind
Dysport®	▶ Idiopathischer Blepharospasmus ▶ Hemifazialer Spasmus und koexistierende fokale Dystonien ▶ Idiopathischer rotierender Torticollis spasmodicus
Neurobloc®	▶ Zervikale Dystonie

Tab. 3: Beispiele von „off-label use“ von Botulinumtoxin in verschiedenen Fachbereichen*

Fachbereich	Indikation
Dermatologie	Fokale Hyperhidrose** Korrektur hyperkinetisch bedingter Gesichtsfalten**
Gastroenterologie	Achalasie Sphincter-Oddi-Dysfunktion Analfissur
Gynäkologie	Vaginismus
Hals-Nasen-Ohren-Heilkunde	Frey-Syndrom Hypersalivation Spasmodische Dysphonie
Neurologie	Migräne Spannungskopfschmerz Halbseitige Fazialisparese
Ophthalmologie	Nystagmus Pathologische Tränensekretion ("Krokodilstränen")
Rehabilitation	Spastische Lähmungen (z.B. nach Trauma)
Schmerztherapie	Chronische Myalgien mit erhöhtem Tonus der Nacken- und Rückenmuskulatur
Urologie	Detrusor-Sphinkter-Dyssynergie
Zahnheilkunde	Bruxismus (Zähneknirschen)

* Unvollständige Auswahl mit Angabe des Fachbereichs, in dem sich Patienten typischerweise mit einschlägigen Symptomen vorstellen.

** Zulassung in Deutschland angestrebt und in einigen Ländern der Welt (z.B. Großbritannien und Kanada) bereits erteilt.

dungsgebieten, es besteht jedoch noch keine Zulassung für diese Indikationen in Deutschland. Eine erste Zulassung für Hyperhidrose wurde für das Präparat BOTOX® in Großbritannien (Stand 8/2001) erteilt. Für Hyperhidrose und mimische Falten wurden und werden mehrere große klinische Studien durchgeführt, die als Grundlage für eine entsprechende Indikationserweiterung geeignet sind. In Kanada wurde 2001 für die Anwendung zur Korrektur mimischer Falten bereits eine Zulassung für das Präparat BOTOX® erteilt .

3.3. Kontraindikationen

3.3.1. Allgemeine Kontraindikationen. Erkrankungen der neuromuskulären Übertragung, wie Myasthenia gravis und *Lambert-Eaton-Rocke*-Syndrom, sowie ausgeprägte Myopathien oder Motoneuronerkrankungen stellen seltene, aber ausgesprochen gravierende Kontraindikationen für die Gabe von Botulinumtoxin dar. Sie sollten jedem Anwender hinsichtlich ihrer Symptomatik bekannt sein und werden daher unter 3.3.2 näher erläutert. Es wurden mehrere Einzelfälle berichtet, bei denen eine klinisch stumme Erkrankung erst durch die Behandlung mit Botulinumtoxin demaskiert wurde [1, 4, 9].

Aminoglykosidantibiotika sowie Spectinomycin können mit der neuromuskulären Erregungsübertragung interferieren und diese zeitweilig blockieren, sodass sie nicht gleichzeitig mit Botulinumtoxin verabreicht werden dürfen. Neomycin (Bykomycin®), Gentamycin (Refobacin®), Streptomycin (Streptomycin-Grünenthal®) und Tobramycin (Gernebcin®, Tobramaxin®) haben dabei die stärksten negativen Auswirkungen.

Da über die Effekte von Botulinumtoxin auf die embryonale Entwicklung wenig bekannt ist, darf BT-A in der Schwangerschaft und Stillzeit prinzipiell nicht angewendet werden. Das Risiko unerwünschter Wirkungen ist jedoch sicherlich als gering zu werten. So besteht kein Grund, bei einer mit Botulinumtoxin vorbehandelten Patientin einen Schwangerschaftsabbruch in Erwägung zu ziehen. Bislang wurde nach akzidenteller Gabe von Botulinumtoxin in der Frühschwangerschaft kein Hinweis auf eine Schädigung des Kindes gefunden.

Tab. 4: Kontraindikationen für eine Therapie mit Botulinumtoxin

- Erkrankungen der neuromuskulären Erregungsüberleitung (z.B. Myasthenia gravis, Lambert-Eaton-Rocke-Syndrom)
- Therapie mit Aminoglykosid-Antibiotika oder Spectinomycin
- Infektion oder Entzündung der vorgesehenen Injektionsstellen
- Schwangerschaft/Stillzeit
- Vorbestehende Schluckbeschwerden Dysphagie
- Vorbestehende, schwere Dyspnoe
- Gerinnungsstörung oder gerinnungshemmende Therapie

Weitere Kontraindikationen sind schwere Schluck- oder Atembeschwerden (Gefahr der Exazerbation), Infektionen im zu behandelnden Areal (Gefahr der Infektion) sowie Gerinnungsstörung oder eine forcierte antikoagulative Therapie (Blutungsgefahr).

Darüber hinaus sollten bei jeder beabsichtigten Anwendung spezifische Kontraindikationen beachtet werden, die in den einzelnen Kapiteln (Kap. 6 bis 8) gesondert beschrieben sind (Tab. 4).

3.3.2. Erkrankungen der neuromuskulären Erregungsüberleitung. Diese Erkrankungen betreffen die Schaltstelle zwischen Nerv und Muskel, die neuromuskuläre Endplatte (s. auch Kap. 2.4). Die häufigste Form stellt die Myasthenia gravis dar. Hier kommt es zur Bildung von Autoantikörpern gegen den Acetylcholinrezeptor. Betroffen sind typischerweise junge Frauen (20-35 Jahre) oder ältere Männer (über 60 Jahre). Die Symptome können akut oder schleichend einsetzen und manifestieren sich bevorzugt an den Augen-, Gesichts- und Schluckmuskeln (Tab. 5). Erste Anzeichen in Form von „schweren Augenlidern", „Verschwommensehen" oder „Nuscheln" werden typischerweise durch längere, anstrengende Tätigkeiten hervorgerufen und treten zunächst sehr unregelmäßig auf, sodass sie oft als Stress- oder Müdigkeitszeichen verkannt werden. Der erste Schritt zur Diagnose ist daher das „Darandenken", dem eine gründliche neurologische Un-

Tab. 5: Myasthenia gravis

Symptome (fluktuierendes Auftreten)
▶ Lidptosis
▶ Schielen, Doppelbilder
▶ Verwaschene Sprache
▶ Schluckstörungen
▶ Rasche Ermüdbarkeit der (stammnahen) Muskulatur
▶ Beschwerden vermehrt nach Anstrengung
Diagnostik
▶ Neurologische Untersuchung: Muskelschwäche und -ermüdbarkeit
▶ Nachweis von Autoantikörpern im Serum
▶ EMG: pathologisches Dekrement bei Serienstimulation
▶ Tensilon-Test: kurzfristige Rekonstitution der Muskelkraft

tersuchung folgen sollte [8]. Bei einem Großteil der Patienten können Autoantikörper im Serum nachgewiesen werden. Die weitere Diagnostik basiert auf einem Elektromyogramm und dem so genannten Tensilon-Test. Hierbei wird Edrophonium, ein Hemmer der Acetylcholinesterase, gegeben, wodurch die verminderte Muskelkraft kurzzeitig wieder gesteigert wird. Die Behandlung besteht in einer längerfristigen Immunsuppression, beispielsweise mit Kortikosteroiden und/oder Azathioprin sowie der Gabe von Acetycholinesteraseinhibitoren, beispielsweise Pyridostigmin. Zusätzlich sollte stets ein häufig assoziiertes Thymom mittels Computertomographie des Thorax ausgeschlossen werden.

Beim *Lambert-Eaton-Rocke*-Syndrom kommt es ebenfalls zur Hemmung der neuromuskulären Endplatte durch Bildung von Autoantikörpern. Diese sind gegen präsynaptische Kalzium-Ionen-Kanäle gerichtet und verhindern damit den Kalziumeinstrom in die Nervenendigung, sodass die Acetylcholinfreisetzung ausbleibt. Klinisch findet sich eine beinbetonte Gliederschwäche zusammen mit anticholinergen Symptomen wie Mundtrockenheit, Obstipation und Akkomodationsstörungen. Zirka 60% der Fälle treten paraneoplastisch in Assoziation mit einem kleinzelligen Bronchialkarzinom auf.

3.4. Uneinheitliche Einheiten

Wie in Kap. 2.5.1 beschrieben, wird die Toxindosis in Mauseinheiten angegeben, die sich hinsichtlich der klinischen Wirkung beim Menschen von Präparat zu Präparat auffällig unterscheiden. Die triviale Feststellung, dass Menschen nicht mit Mäusen gleichzusetzen sind, liefert zugegebenermaßen nur eine unzureichende Erklärung für das Phänomen der „uneinheitlichen Einheiten". Wiederholt wurde daher über den Einfluss verschiedener indirekter Faktoren auf die Wirkungsstärke der Präparate spekuliert.

3.4.1. Albuminkonzentration. Albumin ist in den beiden Präparaten von BT-A (BOTOX® und Dysport®) zur Stabilisierung, d.h. zur Aufrechterhaltung der Wirkungsstärke des Toxins enthalten. Beide enthalten allerdings sehr unterschiedliche Mengen von Albumin in Relation zur jeweiligen BT-A-Menge. Während pro 100 U BOTOX® 0,5 mg Albumin beigesetzt sind, sind es pro 100 U Dysport® weniger als 0,03 mg. Hypothetisch ist also das Toxin im Präparat Dysport® proteinchemisch „weniger geschützt" und muss daher in höherer Dosierung eingesetzt werden, um eine klinisch vergleichbare Wirkung zu BOTOX® zu erzielen. Unter

Tab. 6: Vergleichsstudien zur klinischen Äquivalenzdosis BOTOX®/Dysport®

Autor/Jahr	Indikation/Untersuchung von	Studiendesign	Zielgröße/ Bewertungsparameter	Äquivalenzdosis BOTOX®/Dysport®
Wohlfarth 1997 [10]	Gesunde Probanden, Injektion in den M. extensor digitorum brevis	n= 9 Halbseitenvergleich nach Zugabe von Albumin	Muskelparese bewertet nach Compound-Muskelaktionspotentiale (EMG)	1:1
Sampaio 1997 [7]	Blepharospasmus, hemifaziale Parese	n=91 Einfach verblindet, randomisiert, multizentrisch	Klinische Wirksamkeit (rating score), Nebenwirkungsprofil, Wirkdauer	1:4
Lowe 1998 [6]	Korrektur mimischer Falten	n=? Offene nicht randomisierte Anwendung	Eindruck bzw. "Erfahrung" des Autors	1:4
Dressler 2000 [3]	Zervikale Dystonie Injektion in den M. sternocleidomastoideus	n=34 Randomisierte, einfach verblindete Anwendung	Muskelparese bewertet nach EMG-Aktivität bei maximaler willkürlicher Anspannung	1:3-5
Annese 2000	Ösophageale Achalasie	n=78 Randomisierte, einfach verblindete Anwendung	Druckmessung des unteren ösophagealen Sphinkters	1:2,5

dieser Annahme müsste aber auch im Umkehrschluss die klinische Wirkung einer Einheit von Dysport® zunehmen, wenn man dem Präparat zusätzliches Albumin beimengt. Untersucht wurde dies in einer Pilotstudie mit gesunden Probanden, bei denen beide Präparate mit Humanalbumin versetzt wurden (0,05%) und dann in einem Halbseitenvergleich im Verhältnis 1:1 in den M. extensor digitorum brevis des rechten und linken Fußes injiziert wurde. Die so veränderten Präparate zeigten eine vergleichbare Wirkung am Muskel, was mit Hilfe von muskulären Aktionspotentialen nach Elektrostimulation gemessen wurde [10]. Weitere Untersuchungen zur Bestätigung oder Verwerfung dieses Konzeptes bleiben abzuwarten, da die Studie nicht auf die klinische Praxis übertragbar ist.

Für den klinischen Einsatz ist die eigenständige Zugabe von Humanalbumin durch den Anwender (Arzt) nach dem Arzneimittelgesetz in jedem Fall unzulässig.

Letztlich bietet also jedes verfügbare Handelspräparat von Botulinumtoxin eine individuelle Balance zwischen klinischer Wirkungsstärke pro Mauseinheit einerseits und Proteingehalt andererseits.

3.4.2. Vergleichende Studien zur Frage der Dosisäquivalenz. Da die Einheiten der verfügbaren BT-A-Handelspräparate nicht identisch sind, stellt sich zwangsläufig die Frage nach einem allgemeingültigen Umrechungsfaktor. Wie viel Einheiten BOTOX® entsprechen wie vielen Einheiten Dysport® bei der klinischen Anwendung? Die Antwort hierauf erscheint weitaus schwieriger als die Angabe eines einfachen Wechselkurses bei zwei verschiedenen Geldwährungen.

> Die Angaben zur Dosisäquivalenz zwischen BOTOX® und Dysport® sind uneinheitlich; häufig wird 1 U BOTOX® mit 3–4 U Dysport® gleichgesetzt.

In einer multizentrischen einfach-verblindeten Anwendungsstudie wurden 91 Patienten mit Blepharospasmus oder hemifazialer Parese untersucht. Sie erhielten nach Randomisierung entweder BOTOX® oder Dysport® in einem vorher festgelegten Verhältnis von 4:1. Es zeigten sich keine signifikanten Unterschiede zwischen den beiden Gruppen [7].

Die Ergebnisse weiterer Studien sind in Tabelle 6 zusammengefasst. Interessanterweise wurde in den meisten Studien ein bestimmtes Verhältnis zur Dosisäquivalenz angenommen und dann jeweils bestätigt, was darauf hindeutet, dass die jeweils verwendeten klinischen Parameter nur eine sehr grobe Abschätzung erlauben.

Darüber hinaus ist „die klinische Wirksamkeit“ bei verschiedenen Indikationen ein vielschichtiger Begriff, der sich einer genauen und allgemeingültigen Messung entzieht. So kann beispielsweise neben der Toxindosis und der stabilisierenden Proteinbeimengung auch das Diffusionsverhalten im Gewebe eine wichtige Rolle spielen: Eine weite Diffusionstrecke mag die klinische Wirkung erhöhen, wenn es darum geht, einen sehr großen Muskel zu relaxieren (z.B. Behandlung der Spastik bei Zerebralparese), oder sie kann die klinische Wirkung vermindern, wenn nur ein sehr kleiner Muskel relaxiert werden soll, ohne dass das Toxin zu anderen Muskeln diffundiert (z.B. Injektion in den M. corrugator zur Behandlung von Glabellafalten). Des Weiteren gibt es bislang noch keine Untersuchungen dazu, ob die Toxinwirkung an der neuromuskulären Endplatte proportional mit der Wirkung an den autonomen Nervenendigungen des Sympathikus übereinstimmt. Das heißt, eine Dosiswirkungskurve für einen Muskel (z.B. bei Dystonie) muss nicht zwingend den gleichen Verlauf wie für die Haut (z.B. bei Hyperhidrose) aufweisen. Vor diesem Hintergrund sollen die in Tab. 6 aufgeführten Angaben zu Dosisäquivalenzstudien kritisch gewürdigt werden.

3.5. Praktische Hinweise zum Umgang mit Botulinumtoxin

Botulinumtoxin ist nicht nur ein potentes Gift, sondern auch ein verhältnismäßig teures Medikament. Nach Herstellung der gewünschten Endkonzentration (z.B. 2 ml pro Viole) kostet ein Gramm dieser Lösung bis zu zehnmal mehr als ein Gramm Gold. Es ist daher empfehlenswert, einen einwandfreien und exakten Umgang mit Botulinumtoxin zu pflegen.

3.5.1. Herstellung der gebrauchsfertigen Lösung. Siehe auch Tabelle 7. Beide Produkte von Botulinumtoxin A (BOTOX® und Dysport®) werden lyophilisiert abgegeben. Die gebrauchsfertige Lösung wird durch Zugabe von steriler Kochsalzlösung

Tab. 7: Herstellung einer gebrauchsfertigen Lösung

- Endkonzentration bzw. Lösungsvolumen festlegen
- Lösung in steriler Kochsalzlösung ohne Konservierungsstoffe
- Füllung und Entnahme über großlumige (1 Gauge) Kanüle
- Schütteln und Blasenbildung vermeiden
- Datum und Uhrzeit vermerken

ohne Konservierungsstoffe hergestellt. Hierzu wird der sterile Gummistopfen mit einer großlumigen Kanüle (1 Gauge) durchstochen und die Lösung behutsam eingefüllt. Dabei sollte Schütteln oder Schaumbildung vermieden werden. Es entsteht sofort eine klare Lösung, die keine Ausflockungen oder Ähnliches enthalten darf (Tab. 7).

Mit dem Lösungsvolumen bestimmt der jeweilige Anwender selbst die gewünschte Endkonzentration des Medikaments. Die Empfehlungen reichen von 1–10 ml, die meisten Anwender verdünnen den Inhalt einer Viole jedoch in nicht mehr als 5 ml. Eine übermäßige Verdünnung (>10 ml) birgt allerdings die Gefahr der Destabilisierung des Toxinkomplexes, wenn die relative Proteinkonzentration zu stark vermindert ist.

Ein großes Volumen (5 ml) mit einer niedrigen Konzentration erlaubt eine leichtere Abgabe von kleinen Dosen pro Injektionspunkt und hat sich beispielsweise bei der Hyperhidrosebehandlung bewährt. Eine kleines Volumen (1–2,5 ml) ermöglicht dagegen ein möglichst geringes Injektionsvolumen und wird daher gern für Injektionen im Gesichtsbereich gewählt. Allerdings empfiehlt sich dabei die Nutzung von kleinsten Spritzen mit 0,5 oder 0,3 ml Volumen (z.B. Insulinspritzen von Becton-Dickinson, die in jeder Apotheke erhältlich sind). Diese Spritzen haben eine exakte Skalierung mit 0,01 ml pro Teilstrich.

Die BOTOX®-Viole sieht vor dem Auflösen in NaCl „leer“ aus, da das Lyophilisat kaum sichtbar ist. Sie fasst ein Volumen bis ca. 8 ml. Die Dysport®-Viole enthält ein pulverisiertes Pellet, das als weißlicher Ring am Boden der Viole sichtbar ist. Es löst sich unmittelbar nach Zugabe von steriler NaCl-Lösung. Die Viole hat nur minimalen Unterdruck und ein Volumen von ca. 3,5 ml. Für höhere Verdünnungen wird die Lösung in einer sterilen Spritze mit 0,9% NaCl aufgenommen.

3.5.2. Verwendung und Lagerung der gebrauchsfertigen Lösung. Laut Packungsbeilage der Hersteller sollte BOTOX® nur vier und Dysport® nur acht Stunden nach Herstellung der gebrauchsfertigen Lösung verwendet werden. In der klinischen Praxis wird allerdings häufig von diesen Empfehlungen abgewichen, da das Toxin über mehrere Tage, möglicherweise sogar Wochen noch einen beträchtlichen Teil seiner Wirksamkeit behält, wenn es unmittelbar nach Gebrauch kühl (2–8 °C) gelagert wird. Die persönlichen Empfehlungen mancher Autoren belaufen sich auf mindestens 24 bis 72 Stunden [2], mitunter sogar noch länger [5]. Einmal aufgelöstes Toxin sollte nicht eingefroren, sondern lediglich gekühlt aufbewahrt werden.

Literatur

1. **Borodic G.** Myasthenic crisis after botulinum toxin [letter]. Lancet 1998; 352: 333.
2. **Carruthers A, Kiene K, Carruthers J.** Botulinum A exotoxin use in clinical dermatology. J Am Acad Dermatol 1996; 34: 788–797.
3. **Dressler D, Rothwell JC.** Electromyographic quantification of the paralysing effect of botulinum toxin in the sternocleidomastoid muscle. Eur Neurol 2000; 43: 13–16.
4. **Erbguth F, Claus D, Engelhardt A, Dressler D.** Systemic effect of local botulinum toxin injections unmasks subclinical Lambert-Eaton myasthenic syndrome [letter]. J Neurol Neurosurg Psychiatry 1993; 56: 1235–1236.
5. **Garcia A, Fulton J.** Cosmetic denervation of the muscles of facial expression with botulinum toxin. A dose-response study. Dermatol Surg 1996; 22: 39–43.
6. **Lowe NJ.** Botulinum toxin type A for facial rejuvenation. United States and United Kingdom perspectives. Dermatol Surg 1998; 24: 1216–1218.
7. **Sampaio C, Ferreira JJ, Simoes F et al.** DYSBOT: a single-blind, randomized parallel study to determine whether any differences can be detected in the efficacy and tolerability of two formulations of botulinum toxin type A – Dysport and BOTOX – assuming a ratio of 4:1. Mov Disord 1997; 12: 1013–1018.
8. **Sieb JP, Kraner S, Köhler W, Schalke B, Steinlein OK.** Myasthenia gravis und myasthene Syndrome. Dt Ärztebl 2000; 97: A-3496–3500.
9. **Tarsy D, Bhattacharyya N, Borodic G.** Myasthenia gravis after botulinum toxin A for Meige syndrome. Mov Disord 2000; 15: 736–738.
10. **Wohlfarth K, Goschel H, Frevert J, Dengler R, Bigalke H.** Botulinum A toxins: units versus units. Naunyn Schmiedebergs Arch Pharmacol 1997; 355: 335–340.

4. „Off-Label Use“ – Ethische und juristische Aspekte

4. „Off-Label Use“ – Ethische und juristische Aspekte

4.1. Heilversuch

Der aus dem Englischen entliehene Begriff „off-label use“ (wörtlich: Gebrauch, abweichend von der Packungsbeilage) hat im Arzneimittelrecht keine direkte Übersetzung. Dem Verständnis nach entspricht diese Bezeichnung jedoch dem im Arzneimittelrecht definierten individuellen Heilversuch, d.h. Anwendung eines zugelassenen Medikaments bei nicht zugelassener Indikation. Das Wort „Versuch“ sollte hier nicht im Sinne eines Experimentes oder einer klinischen Prüfung missverstanden werden. Gemeint ist vielmehr der Versuch, eine für den Patienten dienliche Behandlung durchzuführen, die aufgrund seiner individuellen Bedürfnisse geboten und erfolgversprechend erscheint (Tab. 1). Derzeit handelt es sich beim Einsatz von BT-A im dermatologischen Fachbereich stets um einen so genannten Therapie- oder Heilversuch, da bislang in Deutschland noch keine dermatologische Zulassung erfolgt ist (Stand 01/2002; vgl. Kap. 3.2).

4.2. Ärztliche Therapiefreiheit und Aufklärungspflicht

Dem Grundsatz der Therapiefreiheit folgend kann ein Arzt ein Medikament auch für eine nicht angegebene Indikation verwenden (§ 1 Abs. 2 Bundesärzteordnung, § 1 Abs. 3 der [Muster-]Berufsordnung), wenn dies begründet und medizinisch geboten ist und ausreichende Kenntnisse hierfür existieren. Dieser Tatbestand liegt vor, wenn das Arzneimittel in der beabsichtigten Anwendung medizinisch-wissenschaftlich erprobt wurde und seine unerwünschten Arzneimittelwirkungen in ausreichendem Maße bekannt sind. So lautete der Leitsatz einer Entscheidung des Oberlandesgerichtes Köln, VersR 1991, 186: „Das Arzneimittelgesetz beschränkt die therapeutische Freiheit das Arztes nicht in der Weise, dass es den Einsatz eines Medikaments, das gegen bestimmte Erkrankungen zugelassen ist, gegen eine andere Erkrankung verbietet.“ Bei einem Heilversuch besteht unter Beachtung der

Tab. 1: Voraussetzungen für einen Heilversuch

Allgemein
▸ Pharmakon als Arzneimittel zugelassen
▸ Ausreichende Kenntnis zur medikamentösen Sicherheit vorhanden
▸ Erwünschte Wirkung hinreichend wahrscheinlich
▸ Wirkungsmechanismus medizinisch-wissenschaftlich erprobt oder begründbar
▸ Anwendung ethisch vertretbar
▸ Patient über fehlende Zulassung aufgeklärt
Bei Kostenübernahme durch Krankenversicherer
▸ Beabsichtigte Anwendung begründet und wirtschaftlich
▸ Beabsichtigte Anwendung durch Krankenversicherer genehmigt

vorgenannten Voraussetzungen auch bei schlechtem Ausgang keine Haftung. Wenn jedoch Kontraindikationen nicht ausreichend berücksichtigt wurden, so muss der Arzt im Schadensfall die Einhaltung der objektiv erforderlichen Sorgfalt nachweisen. Der Patient muss über die Tatsache der fehlenden Zulassung aufgeklärt werden. Erwähnt werden muss auch, ob und wenn ja, welche Langzeiterfahrungen bezüglich des Nebenwirkungsprofils existieren. Nach entsprechender Aufklärung sollte die Einwilligung des Patienten in schriftlicher Form dokumentiert werden. Beispiele für Aufklärung und Dokumentation bei den Anwendungen Hyperhidrose, mimischen Falten und Analfissur finden sich im Anhang.

5. Evidenzbasierte Medizin und die Behandlung der fokalen Hyperhidrose

5. Evidenzbasierte Medizin und die Behandlung der fokalen Hyperhidrose

Dies ist kein Buch zur evidenzbasierten Medizin (Evidence Based Medicine, EBM), wohl aber ein Buch, das versucht, den Prinzipien der evidenzbasierten Medizin zu folgen. Deshalb zunächst eine Begriffserklärung. Was ist EBM? Evidenzbasierte Medizin ist eine Medizin, die sich nicht an Intuition und individueller Erfahrung orientiert, sondern versucht, ärztliche Entscheidungen bei einem Patienten auf die besten wissenschaftlichen Belege zu stellen. EBM fordert die kritische Überprüfung des eigenen, über die Jahre vertraut und lieb gewonnenen ärztlichen Handelns. EBM ist ein lernendes System, das sich mit jeder neuen guten wissenschaftlichen Arbeit weiterentwickelt.

EBM lässt sich gut an Fallbeispielen, hier einer Patientin mit axillärer Hyperhidrose, darstellen. Bei der 26-jährigen Patientin besteht seit ca. 10 Jahren eine Hyperhidrose, die klinisch und gravimetrisch gesichert wurde. Die Vorstellung der Patientin erfolgt zur Einleitung einer Therapie.

Ein Arzt, der die Therapieentscheidung auf seinen bisherigen, individuellen Erfahrungen aufbaut, wird der Patientin eine Therapie empfehlen, die er innerhalb seiner Ausbildungszeit kennen gelernt hat. Kommt der Arzt aus einer operativen dermatologischen Klinik, wird er mehr mit operativen Verfahren vertraut sein, sodass die Wahrscheinlichkeit groß ist, dass er der Patientin eher eine operative Therapie anbieten wird als ein Arzt, der in einer mehr konservativ orientierten Klinik tätig ist.

Ein Arzt, der evidenzbasiert vorgeht, wird im Vorfeld der Therapieentscheidung zunächst eine strukturierte Frage formulieren, beispielsweise: Wie kann diese Patientin mit axillärer Hyperhidrose am wirksamsten und nebenwirkungsärmsten behandelt werden (Tab. 1, Schritt 1)?

Der Arzt wird versuchen, die Therapieentscheidung auf die aktuellsten wissenschaftlichen Belege zu stützen, d.h. auf systematische Übersichtsarbeiten bzw., wenn diese nicht vorhanden sind, auf die Originalliteratur (Tab. 1, Schritt 2 und 3). Systematische Übersichtsarbeiten, wie sie nach den Kriterien der Cochrane Collaboration erstellt werden, versuchen, die Literatur zu einer Fragestellung strukturiert zusammenzufassen. Damit stehen sie im Gegensatz zu den klassischen Übersichtsarbeiten, die durch individuelle Erfahrungen geprägt und verfälscht sein können. Ziel dieser Strukturierung durch Richtlinien und Kontrollinstanzen ist es, die Ergebnisse der Übersichtsarbeit so objektiv und so nachvollziehbar wie möglich zu gestalten [1]. Sind genügend vergleichbare Arbeiten zu einer Fragestellung vorhanden, steht am Ende eine Metaanalyse, d.h. eine Form der statistischen Auswertung, die vergleichbare Arbeiten zusammenfasst und auswertet. Die Ergebnisse der Metaanalyse werden als Risk Ratio dargestellt. Die Risk Ratio ist ein Maß für die Stärke eines Zusammenhangs. Neben der Risk Ratio ist eine wichtige Maßzahl der evidenzbasierten Medizin die „number needed to treat", d.h. die Anzahl der Patienten, die behandelt werden müssen, um einen Therapieerfolg zu sehen (s. Kap. 6.7.).

Sind keine systematischen Übersichtsarbeiten vorhanden, bleibt die individuelle Literatursuche und Bewertung. Die inner-

Tab. 1: Struktur eines evidenzbasierten Fallberichtes: Behandlung eines Patienten mit axillärer Hyperhidrose

1. Schritt	Ausformulieren der medizinischen Fragestellung	Wie kann dieser Patient mit einer schweren axillären Hyperhidrose am wirksamsten und nebenwirkungsärmsten behandelt werden?
2. Schritt	Systematische Literatursuche zu dieser Frage	Literaturrecherche in Medline und anderen Datenbanken mit Stichwörtern wie: *„sweating or hyperhidrosis"* und *„clinical trial"* Gibt es systematische Übersichtsarbeiten? Gibt es klinisch kontrollierte Studien zur Behandlung der axillären Hyperhidrose?
3. Schritt	Kritische Bewertung der gefundenen Arbeiten	Wie gut sind die gefundenen systematischen Übersichtsarbeiten und klinisch kontrollierten Studien? Welche Therapien sind am besten belegt?
4. Schritt	Entscheidung einer Therapieempfehlung für diesen Patienten	Liegen bei dem Patienten Kontraindikationen gegen die geplante Therapie vor? Kann der Patient die Therapie durchführen? Ist der Patient mit der Behandlung einverstanden?
5. Schritt	Selbstevaluierung	Wurden bei der Therapieentscheidungen bei diesem Patienten die Prinzipien der evidenzbasierten Medizin angewandt?

Tab. 2: Empfehlungen zur Bewertung der Evidenz zu Wirksamkeit und Nebenwirkungen von therapeutischen Interventionen (stark verkürzt aus: http://cebm.jr2.ox.ac.uk/docs/levels.html#levels)

Empfehlungsgrad*	Stufe der Evidenz**	Studientyp
A	1a-1c	Klinisch kontrollierte Studien von guter Qualität
B	2a-3b	Kohorten und Fallkontrollstudien
C	4	Fallserien
D	5	Expertenmeinung

* Empfehlungen gelten für den „Durchschnittspatienten"
** nach einem Konsensus von C. Ball, D. Sackett, B. Philipps, B. Haynes, S. Straus (National Health Service R&D Centre for Evidence Based Medicine)

halb einer Medline-Recherche gefundene Literatur wird zunächst nach der Stärke der Evidenz beurteilt. Auf unterster Stufe steht hierbei die Expertenmeinung, auf der obersten Stufe die klinisch kontrollierte Studie (Tab. 2).

Nach der kritischen Evaluierung der Literatur folgen die Therapieentscheidung und zuletzt der kritische Rückblick auf die getroffene Entscheidung (Tab. 1, Schritt 4 und 5).

Innerhalb der Dermatologie befindet sich die evidenzbasierte Medizin noch am Anfang. Zurzeit fehlen systematische Übersichtsarbeiten zu den Indikationsstellungen Hyperhidrose und Faltenkorrektur, jedoch sind Arbeiten zu beiden Themen in Vorbereitung (http://www.cochrane.de). Wenn Therapien in diesem Buch erwähnt sind, wurde versucht, diese nach evidenzbasierten Gesichtspunkten einzuordnen (s. Tab. 2). Dies erlaubt eine grobe Abschätzung der vorhandenen oder auch nicht vorhandenen Belege einer Therapie. Es ersetzt jedoch nicht die kritische Auseinandersetzung mit der jeweiligen Arbeit. Klinisch kontrollierte Studien zur Anwendung von BT-A werden jedoch ausführlicher dargestellt (s. Kap. 6.9.).

Literatur

1. **Moher D.** Improving the quality of reports of meta-analysis of randomized controlled trials: the QUOROM statement. Lancet 1999; 354: 1896–1900.

6. Behandlung der fokalen Hyperhidrose

6. Behandlung der fokalen Hyperhidrose

6.1. Regulation und physiologische Bedeutung des Schwitzens

Schwitzen ist eine natürliche Funktion des Körpers, die in erster Linie der Steuerung des Wärmehaushaltes (Thermoregulation) dient. Bei Wärme wird die Schweißabsonderung der ekkrinen Schweißdrüsen gesteigert und damit Verdunstungskühlung erzeugt. Der Mensch besitzt gut 2 Millionen ekkrine Schweißdrüsen, die überall an der Haut vorkommen, besonders zahlreich aber an den Handflächen, den Fußsohlen, der Stirn und den Achselhöhlen. So befinden sich an Händen und Füßen etwa 400 Schweißdrüsen pro cm^2. Unter maximaler thermischer Belastung (z.B. bei Hochofenarbeitern) können bis zu 4 l Schweiß pro Stunde kurzfristig vom Körper sezerniert werden [11].

Ekkriner Schweiß ist eine geruchslose, klare wässrige Flüssigkeit, die vorwiegend Natrium-, Kalium-, Kalzium-, Magnesium- und Chloridionen enthält, außerdem Laktat, Harnstoff und Spuren von Aminosäuren, biogenen Aminen und Vitaminen. Auch Medikamente können über den Schweiß ausgeschieden werden, so beispielsweise Griseofulvin und Ketoconazol. Die Schweißdrüsen besitzen jedoch keine wesentliche Bedeutung als Ausscheidungsorgan und können daher in keiner Weise eine eingeschränkte Nierenfunktion kompensieren. Eine so genannte „Entgiftung" des Körpers durch Schwitzen wäre somit sinnlos.

Die entwicklungsgeschichtliche, physiologische Bedeutung der hohen Zahl von Schweißdrüsen an Hand- und Fußflächen, die hauptsächlich unter emotionaler Kontrolle stehen, liegt in der optimalen Durchfeuchtung der Hornschicht, um einen sicheren Griff und Tritt bei Jagd und Flucht zu ermöglichen. So steigert Stress über eine Aktivierung des Sympathikus die Schweißsekretion.

Die axillären ekkrinen Schweißdrüsen erlauben die von den apokrinen Drüsen freigesetzten geruchsaktiven Substanzen durch Verdunstung als „Duftwolke" freizusetzen, sodass diese beiden Drüsenarten zusammen in der Achselhöhle ein atavistisches Duftorgan darstellen. Erst nach Zersetzung des Schweißes durch auf der Haut siedelnder Bakterien wird der zumeist als unangenehm empfundene Schweißgeruch gebildet.

Ekkrine Schweißdrüsen, die im Korium an der Grenze zur Subkutis sitzen, sind die einzigen Strukturen der Haut, die über das sympathische Nervensystem mit Acetylcholin als Neurotransmitter innerviert werden. Sympathische Impulse auf andere Strukturen werden durch adrenerge Transmitter vermittelt.

Die Thermoregulation ist durch zahlreiche Faktoren beeinflussbar, wie z.B. durch Pyrogene bei Infektionserkrankungen mit Fieberzuständen, Schmerzempfindungen, Hormone und psychische Faktoren wie Angst und Stress. Eine physiologische Steigerung der Schweißsekretion findet sich in erster Linie bei körperlicher Anstrengung, bei zu warmer Kleidung und bei Akklimatisation an tropische Klimazonen. Hier tritt eine gesteigerte Sekretionsleistung der ekkrinen Drüsen auf thermale Stimuli auf, wobei das Volumen des Schweißes erhöht, aber sein Salzgehalt verringert wird, um Elektrolytverluste zu minimieren. Auch das bei Fettleibigkeit auftretende verstärkte Schwitzen ist thermoregulatorisch bedingt: Fett erhöht die körperliche Belastung und damit die endogene Wärmeproduktion und wirkt zudem als Isolierung mit Behinderung der Wärmeabgabe an die Umgebung.

6.2. Pathogenese der Hyperhidrose

6.2.1. Definition. Als Hyperhidrosis bezeichnet man allgemein ein „Zuviel“ an Schwitzen, d.h. die produzierte Schweißmenge geht über das für die Thermoregulation benötigte Maß hinaus. Anders als bei der Körpertemperatur oder auch dem Blutdruck gibt es bei der Schweißsekre-

Tab. 1: Sekundäre Formen der Hyperhidrosis

Neuropathische Störungen
▶ Mechanisch: Karpaltunnelsyndrom, Halsrippe
▶ Kompensatorisch: Zustand nach Sympathektomie, Hemiplegie, Ross-Syndrom
▶ Entzündlich: Tabes dorsalis (Lues IV), Enzephalitis
▶ Posttraumatisch: Frey-Syndrom, Plexuslähmung
Endokrinologische Störungen
▶ Hyperthyreose
▶ Klimakterium
▶ Hyperpituitarismus
▶ Adrenogenitales Syndrom
▶ Phäochromozytom
Hyperhidrosis als Symptom von Systemerkrankungen
▶ Malignome
▶ Infektionserkrankungen (Tuberkulose, Borreliose)
▶ Hypertonie
▶ Autoimmunerkrankungen
▶ Reaktive Sympathikusaktivierung: Schock, Hypoglykämie
Exogen induzierte Hyperhidrosis
▶ Cholinerg wirksame Medikamente
▶ Acetylcholinesteraseinhibitoren
▶ Alkohol
▶ Phytosubstanzen wie Lindenblüten, Koffein oder Nikotin
Seltene Ursachen
▶ "Muttermal"aus Schweißdrüsen = Naevus sudoriferus
▶ Axonreflexschwitzen um entzündliche Hautläsionen

tion jedoch keine einheitlich definierten Normwerte. Vielmehr finden sich – im wörtlichen Sinne – fließende Übergänge zwischen normalem und krankhaftem Schwitzen. Im Rahmen klinischer Studien zur Behandlung von umschriebenen, so genannten fokalen Hyperhidroseformen (Achselhöhle oder Hände) wurden orientierende Richtgrößen publiziert, um den Begriff der Hyperhidrose quantitativ zu definieren. Näheres hierzu ist in Kap. 6.5 ausgeführt.

6.2.2. Einteilung der Hyperhidrose. Eine Einteilung des Schwitzens kann nach Ursache (idiopathisch oder sekundär) und nach Ausbreitung (fokal oder generalisiert) vorgenommen werden. Am häufigsten sind idiopathische, fokale Hyperhidroseformen, insbesondere das umschriebene Schwitzen an Händen, Füßen und in der Achselhöhle ohne zugrunde liegende körperliche Erkrankung.

Vor Einleitung einer Therapie muss jedoch stets ausgeschlossen werden, dass es sich nicht um sekundäre Hyperhidroseformen (Tab. 1) handelt, die auf eine andere Erkrankung oder Störung zurückzuführen sind und dementsprechend eine kausale Therapie der Grunderkrankung erfordern.

6.2.3. Hyperhidrosis bei neuropathischen Störungen. Die Nervenfasern des vegetativen Nervensystems, die die Schweißdrüsen versorgen, werden zu den sudomotorischen Nerven gezählt. Während eine vollständige Unterbrechung dieser Fasern zur Anhidrosis, d.h. zur vollständigen Unfähigkeit zu schwitzen, führt, können inkomplette Schädigungen oder Irritationen das Gegenteil bewirken. Diese Formen der Hyperhidrose sind in der Regel umschrieben und lassen durch ihre Lokalisation Rückschlüsse über den Ort der neurologischen Schädigung zu. So kann eine Hyperhidrosis im Schulter-Arm-Bereich bei einer Halsrippe auftreten oder an der Hand bei Karpaltunnelsyndrom oder variabel bei Tabes dorsalis als Spätstadium der Syphilis, ebenso bei der Syringomyelie, bei Enzephalitis und bei der diabetischen Polyneuropathie. Beim gustatorischen Schwitzen (aurikulotemporales Syndrom oder *Frey*-Syndrom) kommt es infolge von Verletzungen oder Entzündungen im Gesicht zur Fehlaussprossung parasympathischer Nervenfasern. Beim Essen mit Anregung der Geschmacksfasern kommt es dadurch zu einer paradoxen Stimulation der Schweißdrüsen an der betroffenen Wange. Bei ausgedehnter Anhidrosis, wie man sie nach einem Schlaganfall, bei der Plexuslähmung, der diabetischen Polyneuropathie oder auch nach therapeutischer Sympathektomie der fokalen Hyperhidrose findet, kann zur Aufrechterhaltung der Thermoregulation an einer völlig anderen Körperregion ein zumeist störendes vermehrtes Schwitzen auftreten, die so genannte kompensatorische Hyperhidrosis.

6.2.4. Hyperhidrosis bei hormonellen Störungen. Eine vermehrte Ausschüttung von stoffwechselaktiven Hormonen, beispielsweise bei einem Hypophysenadenom oder bei Hyperthyreose, bewirkt eine allgemeine Stoffwechselsteigerung und eine erhöhte Wärmeproduktion, die durch thermoregulatorisches Schwitzen ausgeglichen wird. Bei Erhöhung der Katecholaminausscheidung z.B. im Schock, bei der Hypoglykämie (Diabetes mellitus oder Insulinom) oder beim Phäochromozytom werden die ekkrinen Drüsen direkt pharmakologisch stimuliert. Da gleichzeitig eine periphere Vasokonstriktion auftritt, ist die Hauttemperatur niedrig, „der kalte Schweiß steht auf der Stirn".

Als generalisierte Hyperhidrosis wird auch das Schwitzen im weiblichen Klimakterium beschrieben, dessen Ursache nicht exakt geklärt ist. Vermutet wird eine Sollwerterhöhung im Temperaturzentrum des Hypothalamus durch Hormonmetabolite. Eine Östrogensubstitution kann in der Menopause die Häufigkeit der generalisierten Hyperhidrose vermindern. Hormonbehandlungen von Erkrankungen, z.B. Prostatakarzinomen, können jedoch auch selbst zu vermehrtem Schwitzen führen.

6.2.5. Hyperhidrose als Symptom einer Grunderkrankung. Systemische Erkrankungen wie chronische Infektionen, Autoimmunerkrankungen oder Malignome können aufgrund erhöhter Stoffwechselaktivität zu vermehrtem Schwitzen führen. Typischerweise treten die Schweißausbrüche nachts auf, zeigen keine Korrelation zu Stresssituationen und sind nicht auf Hände oder Achselhöhle beschränkt, sondern breiten sich diffus über den ganzen Körper aus. Neben einer detaillierten Anamnese nach Art und Umfang des Schwitzens sollten bei entsprechendem Verdacht einer sekundären Hyperhidrose alle diagnostischen Möglichkeiten inklusive Blutuntersuchungen und bildgebende Verfahren ausgeschöpft werden.

Differentialdiagnostisch müssen auch exogene Faktoren wie Medikamente, Nahrungsmittel und Genussmittel, z.B. Nikotin, in Betracht gezogen werden [14]. Eine häufige Ursache für profuses nächtliches Schwitzen ist Alkoholismus.

6.2.6. Idiopathische fokale Hyperhidrose. Die häufigsten Formen der Hyperhidrosis treten idiopathisch und fokal in der Achselhöhle, an Handflächen, Fußsohlen, der Stirn oder im Nacken auf. Die Ätiologie ist nicht befriedigend bekannt. Pathogenetisch kann jedoch eine „Übersteuerung“ der sympathischen Innervation der Schweißdrüsen nachgewiesen werden (Abb. 1). Die neuronale Impulsrate kann dabei nicht nur durch thermische, sondern auch und gerade durch emotionale Faktoren gesteigert werden. So fanden *Iwase* et al. bei Hyperhidrosepatienten unter Stressbedingungen eine bis zu 10fach gesteigerte sudomotorische Aktivität im Vergleich zu Kontrollpersonen, die den gleichen Stressbedingungen ausgesetzt wurden [8].

Da diese Form des Schwitzens nicht von den thermoregulatorischen Zentren alleine reguliert wird, sondern auch über emotionale Aktivitäten des Frontalhirns moduliert werden kann, wird diese Form auch als emotionales Schwitzen bezeichnet. Es tritt selten im Schlaf auf, sondern fast regelmäßig unter Stressbedingungen. Bei längerem Bestehen kommt es häufig zu einer vollständig autonomen Fehlsteuerung, sodass die Patienten auch plötzliche Schweißausbrüche ohne jeden erkennbaren Anlass erleiden müssen.

Die Erkrankung beginnt oft schon im Kindesalter, vielfach findet man eine familiäre Häufung. In der Ausprägung reicht das Spektrum von mäßig durchfeuchteten Hand- und Fußflächen bis zum ständigen Abtropfen des Schweißes (Abb. 2). Neben den psychischen Auswirkungen können durch den Schweiß Textilien und Schuhwerk zersetzt werden und arbeitsmedizinische Probleme auftreten. Beim Umgang mit metallischen Gegenständen können Rostflecke entstehen, Dokumente erhalten Schweißflecke und Gegenstände entgleiten. In der Elektrotechnik können tropfnasse Hände wegen der stark erhöhten Leitfähigkeit der Haut sogar lebensgefährlich sein.

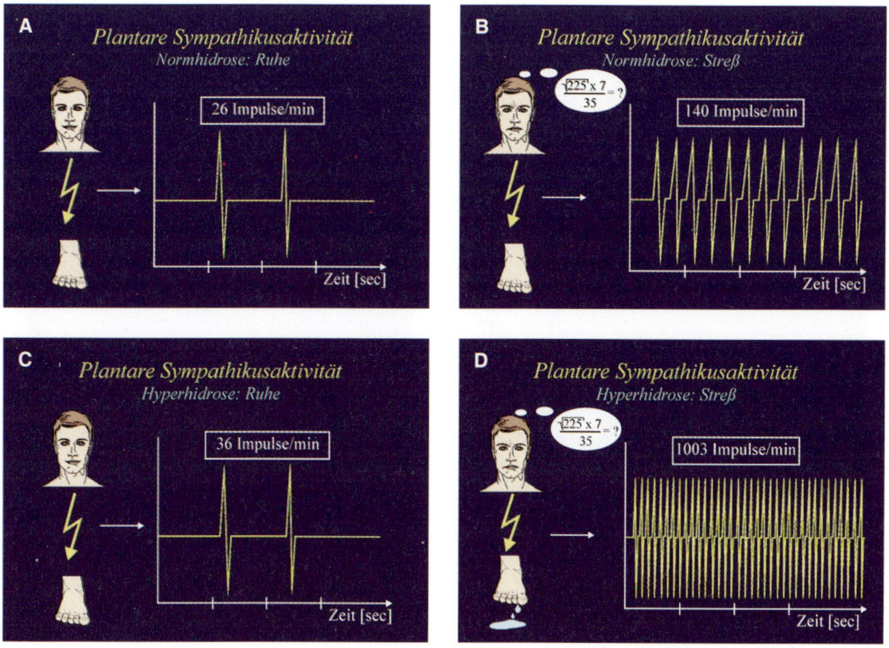

Abb. 1 A–D: *Sympathikusaktivität unter Stressbedingungen.* Die Aktivität der sudomotorischen Nerven (für die Stimulation der Schweißdrüsen an der Fußsohle verantwortlich) wurde mittels Elektrodenableitung gemessen. Hyperhidrosepatienten C, D zeigten unter Stressbedingungen (Lösen von Rechenaufgaben unter Zeitdruck) eine bis zu 10fach gesteigerte Impulsrate gegenüber alters- und geschlechtsbezogenen Kontrollpersonen A, B unter den gleichen Bedingungen.

6.3. Symptome und assoziierte Erkrankungen bei fokaler Hyperhidrose

Sowohl durch Vasokonstriktion bei Sympathikuswirkung als auch physikalisch bedingt durch die Verdunstungskälte leiden die Patienten ständig unter kalten Händen und Füßen (Akrozyanose; Abb. 3).

Gute Studien zu assoziierten Erkrankungen liegen nicht vor. Die Verminderung von grippalen Infekten nach Behandlung der axillären Hyperhidrose mit Botulinumtoxin A legt jedoch den Schluss nahe, dass eine ausgepägte axilläre Hyperhidrose Erkältungserkrankungen begünstigt ([16b].

Weiterhin gibt es Hinweise, dass bei plantarer Hyperhidrose und okklusivem Schuhwerk (Militär!) sich vermehrt Mykosen der Haut und der Zehennägel, wie bakterielle Infektionen (z.B. Keratoma sulcatum) und gramnegativer Fußinfekt, finden. An Händen und Füßen sollen gleichermaßen Verrucae vulgares begünstigt werden. Axillär und in anderen intertriginösen Räumen werden typischerweise Erythrasma, Trichomycosis palmellina und Intertrigo begünstigt. Fast immer erweisen sich die vorgenannten Erkrankungen als nachhaltig therapieresistent, bis es gelingt, gleichzeitig nicht nur die Erreger, sondern auch die Hyperhidrosis zu beseitigen.

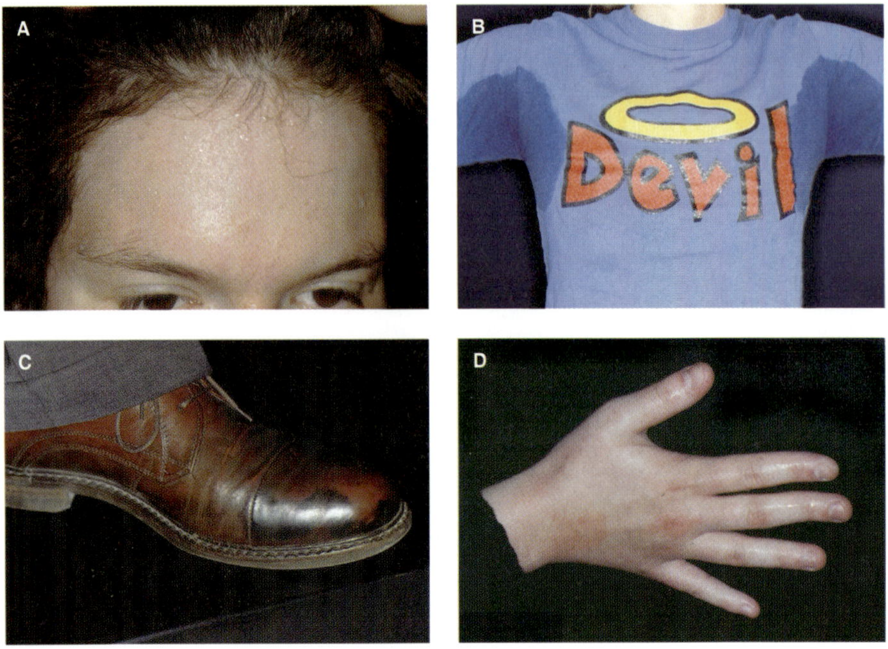

Abb. 2: *Fokale Hyperhidrose, Beispiele.* A) Schweißperlen auf der Stirn; B) durchtränkte Kleidung; C) schweißdurchtränkter Schuh; D) tropfnasse Hand mit deutlich sichtbarer Beteiligung der Fingerrücken.

In der älteren Literatur wurde mehrfach auf eine Assoziation zwischen Hyperhidrose und atopischer Diathese hingewiesen, obwohl diese Verbindung bislang weder in epidemiologischen noch prospektiv in therapeutischen Studien bestätigt wurde. In gleicher Weise werden auch immer wieder Schlafstörungen, niedriger Blutdruck und Magen-Darm-Störungen mit hyperhidrotischen Symptomen in Zusammenhang gebracht.

Durch die ständige Durchfeuchtung der okklusiv verpackten Fußsohlen wie auch der Achselhöhlen kann es weiterhin zu einer Vermehrung der residenten Hautflora kommen, woraus bei mangelnder Hygiene eine Begünstigung der Entstehung von schlechtem Körpergeruch – der Bromhidrose – resultieren kann. Abgegrenzt werden müssen andere Ursachen von Bromhidrose, wie z.B. Geruch durch die Einnahme von Medikamenten oder Nahrungsmitteln. Bei entsprechender Disposition kann ein Übergang zur Pseudobromhidrose gefunden werden, d.h. olfaktorische Halluzinationen, die dann in den Bereich der Psychiatrie fallen.

6.4. Psychosomatik und Lebensqualität von Patienten mit fokaler Hyperhidrose

6.4.1. Psychosomatische Aspekte. Für betroffene Patienten mit palmarer Hyperhidrose kann jeder Händedruck zum Spießrutenlauf werden. Auch Streicheleinheiten mit dem Partner werden oft schamhaft vermieden. Fremde reagieren mit Skepsis,

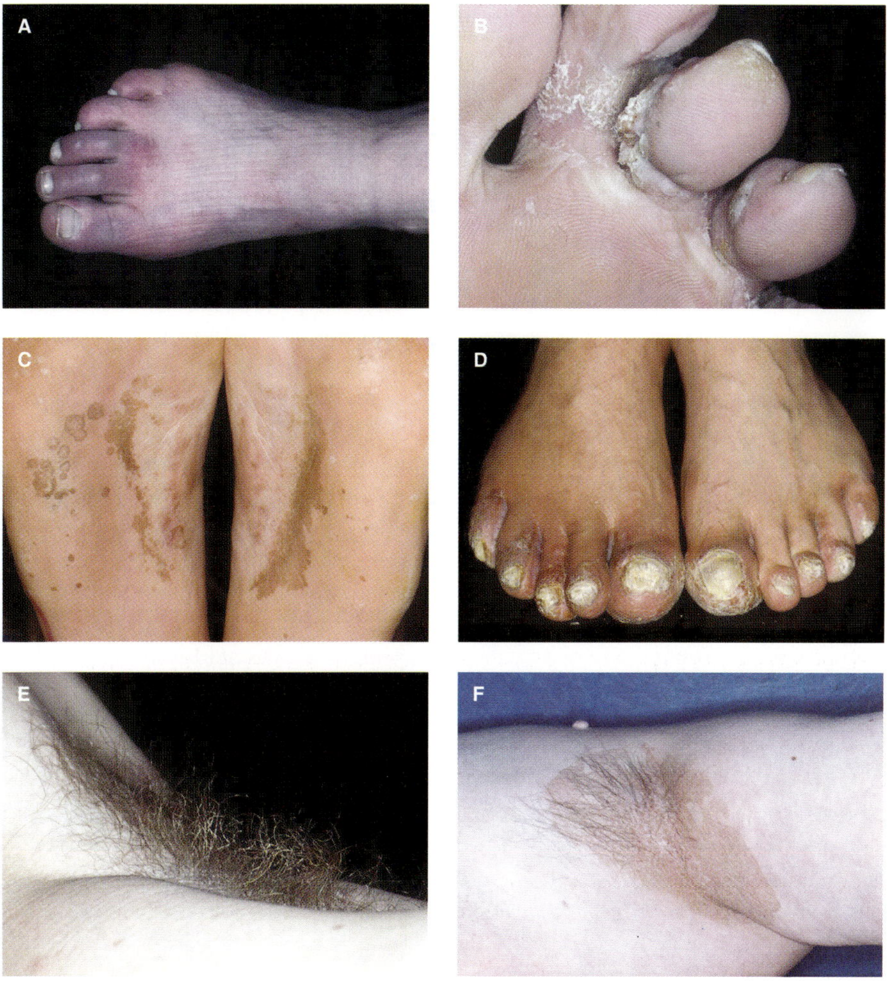

Abb. 3: *Mögliche Hyperhidrose-assoziierte Erkrankungen, Beispiele.* A) Akrozyanose; B) Tinea pedum und Verrucae vulgares; C) Keratoma sulcatum; D) Onychomykose; E) Trichomykosis palmellina; F) Erythrasma.

Ablehnung oder gar Ekel auf die nicht zu verbergenden Zeichen des Schwitzens. Schweißflecken unter den Armen oder Tropfen auf der Stirn werden vielfach als sichtbares Zeichen von Unsicherheit und Ängstlichkeit gewertet. Hyperhidrose wurde sogar als Surrogatgröße für Ängstlichkeit verwendet. *Johnson* et al. beispielsweise verwenden die Hyperhidrose der Hände als Zielgröße einer Studie zum Einfluss einer Spielpuppentherapie auf die präoperative Ängstlichkeit bei Kindern [9].

Bislang fehlen jedoch Studien zum Zusammenhang zwischen Hyperhidrose und Psyche. So ist unklar, ob hyperhidrotische Patienten tatsächlich ein erhöhtes Angstpotential aufweisen, das sich im Sinne eines Affektäquivalentes in Form übermäßigen Schwitzens ausdrückt oder – und dies wäre die Gegenposition – ob die Hyperhidrose eine primär organische Erkrankung ist, die die Psyche der Patienten belastet.

Erste Ergebnisse einer Pilotstudie an 26 Patienten mit fokaler Hyperhidrose zeigen normale Ausgangswerte für eine Reihe von standardisierten Tests zu Ängstlichkeit und Depression. Allerdings zeigt ein spezieller Test für soziale Phobie („social phobia scale") bei diesen Patienten erhöhte Werte. Interessanterweise wird unter der Behandlung der Hyperhidrose mit BT-A eine signifikante Reduktion auf dieser Skala beobachtet [26].

6.4.2. Lebensqualität. Schwitzen in ausgeprägter Form kann eine erhebliche Belastung sein und somit die Lebensqualität mindern. Diese Minderung ist zwar bei den Betroffenen allgegenwärtig und in zunehmenden Maße auch bei den Ärzten bekannt, allerdings liegen bisher keine wissenschaftlich abgesicherten Daten vor. In einer einzigen Studie zur Hyperhidrosebehandlung wird über eine Besserung der Lebensqualität nach operativer Behandlung berichtet [21]. Alle neueren klinisch kontrollierten Studien haben hingegen bislang auf eine Messung der Lebensqualität verzichtet.

6.5. Nachweis und Quantifizierung von Hyperhidrose

6.5.1. Jod-Stärke-Test nach Minor. Hierbei wird durch eine Farbreaktion, vermittelt durch Jod, Stärke und Chloridionen des Schweißes, die sichtbare Darstellung von neu austretendem Schweiß ermöglicht. Die Methode wurde von *Minor* bereits im Jahr 1928 beschrieben und trägt seitdem seinen Namen [15].

Mit diesem Test kann die Ausdehnung des hyperhidrotischen Gebietes bestimmt werden. Er ist jedoch nicht zur quantitativen Erfassung der Schweißmenge geeignet. Vor der Durchführung muss zuerst noch das hyperhidrotische Areal trockengewischt werden. Dann wird *Lugol*-Lösung (Rp: Iod 2,0 g Kaliumiodid 4,0 g in gereinigtem Wasser zu 100,0 g) aufgetragen und Speisestärke mittels eines feinen Siebes in einer dünnen Schicht darüber gestreut. Anschließend wird gewartet, bis sich das hyperhidrotische Areal ohne Auslaufen deutlich abzeichnet. Das Areal kann dann mit einem wasserfesten Stift gekennzeichnet werden. Danach werden die *Lugol*-Lösung sowie das Stärkepulver vorsichtig abgetupft. Abbildungen zum Jod-Stärke-Test vor BT-A-Behandlung finden sich unter Kap. 6.9.

Alternativ kann ein vereinfachter Schnelltest durchgeführt werden, bei dem man ein mit Jod vorbehandeltes Stärkepulver verwendet, das in einem Schritt auf das Testareal aufgesprüht werden kann [22].

6.5.2. Gravimetrie. Zur objektiven Bestimmung der Schweißsekretion, d.h. der Schweißmenge pro Zeiteinheit, hat sich die Gravimetrie am besten für klinische Studien bewährt [7, 18]. Hierfür wird ein Filterpapier für eine definierte Zeiteinheit (1 min) auf das schwitzende Areal aufgebracht, um den abgesonderten Schweiß aufzufangen. Mittels einer Feinwaage wird die Gewichtszunahme nachher gegenüber vorher ermittelt, die damit der Schweißsekretion pro Zeiteinheit ent-

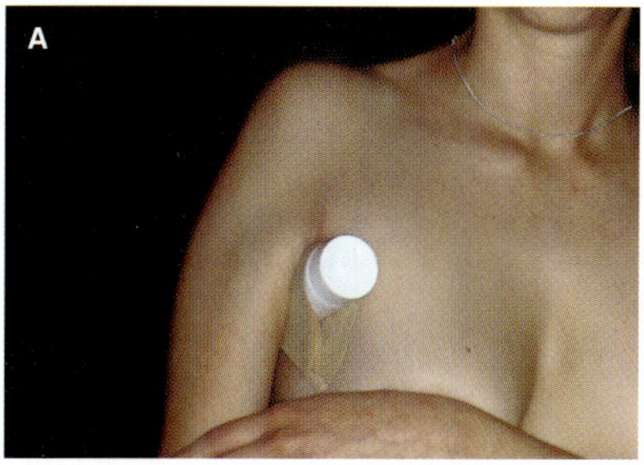

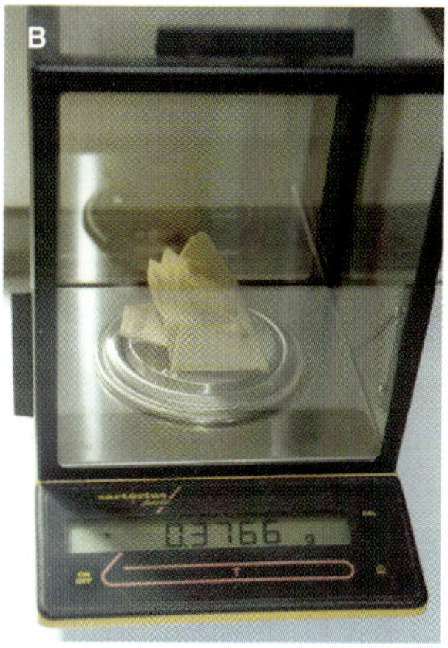

Abb. 4: *Schweißmessung mittels Gravimetrie in der Achselhöhle.* A) Einlage von Filterpapier auf einer Walze, um einen flächigen Kontakt zu gewährleisten. Die Kontaktzeit wird mittels Stoppuhr exakt auf eine Minute beschränkt. B) Wiegen des Filterpapiers nach Hautkontakt. Die Feinwaage wurde zuvor mit dem trockenen Filterpapier auf Null justiert, sodass nun exakt die schweißbedingte Gewichtszunahme in Milligramm angezeigt wird.

spricht. Bei der praktischen Durchführung sollte darauf geachtet werden, dass das hyperhidrotische Areal (Achselhöhle, Fuß oder Hand) zuvor trockengewischt und die Zeit exakt abgestoppt wird. Ebenso sollten Raumtemperatur und obligatorische Ruhezeit des Patienten exakt definiert werden. Das Wiegen des mit Schweiß getränkten Filterpapiers muss unmittelbar danach erfolgen, da sonst der Schweiß verdunstet und das Ergebnis verfälscht wird. Für Hände und Füße hat sich ein Blatt Kopier- bzw. Druckerpapier bewährt; in der Achselhöhle wird dagegen weiches Filterpapier (z.B. Melitta® Größe 4) bevorzugt. Das Filterpapier sollte in der Achselhöhle um eine Rolle gewickelt werden, um einen gleichmäßigen und flächigen Kontakt zu gewährleisten (Abb. 4).

6.5.3. Evaporimetrie. Die Evaporimetrie ist eine Methode zur Messung des transepidermalen Wasserverlustes (TEWL). Er gilt als Parameter für die Barrierefunktion der Haut, wobei eine Zunahme der Messwerte auf eine gestörte Funktion der Hautbarriere hindeutet. Die Messung des transepidermalen Wasserverlustes erfolgt mit einer speziellen Messsonde, die ihre elektrischen Eigenschaften in Abhängigkeit vom Wasserdampfdruck direkt über der Haut ändert. Entscheidend für die Brauchbarkeit der TEWL-Messung sind die Vorbereitung des Patienten (Ruhezeiten) sowie die klimatischen Eigenschaften des Testraumes. Ein vollklimatisierter, konstant temperierter Raum sollte vorhanden sein, damit die Messergebnisse optimal verwertbar sind. Außerdem ist eine adäquate Testkammer zum Schutz der Messstelle vor unerwünschter Luftzirkulation sinnvoll. Die Empfehlungen der Standardization Group of the European Society of Contact Dermatitis bezüglich der Bedingungen bei TEWL-Messungen [17] sollten beachtet werden. Aus diesen Gründen ist die Evaporimetrie für Standardmessungen in der Praxis weniger geeignet.

6.5.4. Ninhydrin-Test. Siegfried *Ruhemann* entdeckte im Jahre 1911, dass Ninhydrin mit Aminosäuren und Peptiden eine blauviolette Färbung ergibt, den so genannten „*Ruhemann*-Purpur". Diese Farbreaktion ist sehr empfindlich, somit lassen sich auch sehr kleine Aminosäuremengen nachweisen. Sie kommt beispielsweise bei Dünnschichtchromatogrammen von Aminosäuren zum Einsatz. Auch der Hautschweiß enthält Spuren von Aminosäuren. Fingerabdrücke auf Papier können daher mittels der Ninhydrin-Reaktion sichtbar gemacht werden. In der Medizin wird der Ninhydrin-Test (*Moberg*-Test) meist zum Nachweis peripherer Nervenläsionen angewandt, er eignet sich jedoch vor allem zur Therapieverlaufskontrolle.

Finger- oder Handabdrücke auf Papier werden mit einer 1%igen Ninhydrin-Lösung besprüht und getrocknet. Nach der Erwärmung in einem Trockenschrank oder mit einem schwach eingestellten Bügeleisen auf 80–100 °C werden die Abdrücke als violette Verfärbungen sichtbar. Mit Hilfe einer automatisierten Bildanalyse ist eine semiquantitative Auswertung, basierend auf dem Ausmaß der Farbreaktion, möglich [23].

6.5.5. Quantitative Sudomotor-Axon-Reflex-Testung (QSART). Mit diesem relativ aufwendigen Test wird die Funktion der sudomotorischen Nervenfasern untersucht. Wasserdampfempfindliche Sammelkapseln werden auf einem planen Hautareal (z.B. Oberschenkel) fixiert und mit trockenem Stickstoff durchströmt. Der nach dem Hautkontakt gewonnene Stickstoffstrom wird zur Bestimmung des Wassergehaltes in einen hochsensitiven Hydrometer geleitet. Die Messungen geben Auskunft über Schweißbildung in Ruhe und nach Provokation mit transkutaner Acetylcholin-Iontophorese [2].

6.6. Allgemeine Therapiestrategien bei Hyperhidrose

Die Therapie der Hyperhidrosis ist schwierig und nicht immer befriedigend, jedoch existiert eine Auswahl an brauchbaren Behandlungsstrategien, die an den verschiedenen Abschnitten der ekkrinen Schweißproduktion ansetzen. Bei symptomatischer (sekundärer) Hyperhidrosis muss stets die zugrunde liegende Krankheit behandelt und, falls möglich, eliminiert werden. Dies setzt eine gründliche Anamnese und entsprechende Diagnostik voraus (s. Kap. 6.2).

Tab. 2: Therapiemöglichkeiten zur Hemmung der ekkrinen Schweißproduktion

Psychovegetativ
▶ Autogenes Training
▶ Hypnose
▶ Psychotherapie
Extern
▶ Anticholinergika
▶ Metallsalze (Aluminiumchloridhexahydrat)
▶ Gerbstoffe, Aldehyde, Säuren
Systemisch
▶ Anticholinergika (Bornaprin, Methantheliniumbromid)
▶ Pflanzenextrakte (Salbei, Kampfer)
▶ Sedativa (heute obsolet)
▶ Tranquillanzien (heute obsolet)
Physikalisch
▶ Leitungswasser-Iontophorese
Operativ
▶ Sympathektomie
▶ Exzision oder Kürettage der axillären Schweißdrüsen
Intradermal
▶ Injektion von Botulinumtoxin A

Im Folgenden soll schwerpunktmäßig auf die Therapiemöglichkeiten der fokalen idiopathischen Hyperhidrosis eingegangen werden. Diese orientiert sich an der Lokalisation und Schwere der Erkrankung (Tab. 2). Generell bietet sich die Stufentherapie von milden, äußerlichen Maßnahmen bis hin zu operativen Eingriffen an.

Die meisten Maßnahmen, vor allem die operativen Interventionen, sind nicht durch klinisch kontrollierte Studien im Sinne der evidenzbasierten Medizin überprüft. Wenn klinisch kontrollierte Studien vorhanden sind, wurde im Text darauf hingewiesen.

6.6.1. Psychovegetative Beeinflussung. Obwohl früher häufiger empfohlen, haben autogenes Training oder ähnliche Maßnahmen der Mehrzahl der Patienten keine befriedigende Lösung ihres Problems verschafft. Es handelt sich bei Patienten mit Hyperhidrosis nicht typischerweise um Menschen mit primären psychischen Problemen (s. hierzu auch Kap. 6.4). Wenn vorhanden, sind psychosoziale Probleme wohl meist Folge und nicht Ursache des Schwitzens. Auch von Psychopharmaka muss daher weitgehend abgeraten werden.

6.6.2. Lokale Antitranspiranzien. Die Anwendung von Antitranspiranzien zur äußerlichen Behandlung ist häufig die zuerst empfohlene Maßnahme. Das Wirkprinzip stellt die Blockierung der Schweißdrüsenausführungsgänge nach außen dar. Wurden früher verschiedene Säuren (z.B. Trichloressigsäure, Gerbsäure) und Aldehyde (Formaldehyd, Glutaraldehyd) zur Denaturierung des Keratins angewandt, so haben sich die Metallsalze, besonders Aluminiumchlorid, als besonders wirksam und nicht toxisch bewährt.

Aluminiumchlorid wird in einer 10- bis 30%igen Lösung bzw. als Gel (Tab. 3) meist als Aluminiumchloridhexahydrat abends auf die zu behandelnde Fläche aufgetragen und muss über Nacht einwirken, da dann die Sympathikusaktivität minimal ist und die Lösung durch Schweiß nicht sofort weggewaschen wird. Nach wenigen Wochen tritt die Wirkung ein und hält an, solange die Behandlung durchgeführt wird. Als häufigste Nebenwirkung treten irritative Hautausschläge auf, die sich entweder bei reduzierter Behandlungsfrequenz, bei kurzfristiger Anwendung einer kortikosteroidhaltigen Creme oder bei Behandlungsabbruch vollständig zurückbilden.

Tab. 3: Rezepturvorschlag einer Aluminiumchloridhexahydrat-Lösung 20% (Neues Rezeptur-Formularium 11.1). Korrosiv wirkend auf Textilien und Metalle! Äquivalente Herstellung der 10%- und 30%-Lösung. Herstellung des Gels s. NRF 11.24.

Bestandteile	[g]	Masseteile
$AlCl_3 \times 6\ H_2O$	10	20
Gereinigtes Wasser	10	20
Isopropylalkohol	30	60
Gesamt	50	100

6.6.3. Systemische Antihydrotika. Das Problem einer nebenwirkungsfreien, spezifisch auf die Schweißproduktion wirkenden systemischen Therapie ist nicht gelöst. Die Gabe von Anticholinergika kann bei großflächiger oder generalisierter Hyperhidrose ohne bekannte Ursache versucht werden, ist jedoch bei einem Teil der Patienten von Nebenwirkungen wie Mundtrockenheit, Obstipation sowie gelegentlich Miktions- und Akkommodationsstörungen begleitet. Hier sind das aus der *Parkinson*-Therapie stammende Bornaprin (Sormodren®) sowie das Methantelinium-bromid (Vagantin®) zu nennen. Beide systemischen Präparate sind für die Indikation Hyperhidrosis zugelassen.

Prinzipiell sind auch Betablocker wirksam, jedoch muss zum einen die zu erwartende Wirkung mit den Nebenwirkungen abgewogen werden, zum anderen besteht keine Zulassung zur Behandlung der Hyperhidrosis.

Als unterstützende systemische Behandlung bietet sich die Gabe von Salbeiextrakten (z.B. Sweatosan N®, Salus Salbei Tropfen® oder Salvysat Bürger®) an, wodurch die Schweißproduktion vermindert werden soll. Es besteht keine Gefahr von Nebenwirkungen. Gute Studien zur Wirksamkeit liegen nicht vor.

6.6.4. Physikalische Therapie. Die Leitungswasser-Iontophorese stellt eine wirksame Maßnahme für die Behandlung der Handflächen und Fußsohlen dar, mit der selbst bei schwereren Formen gute Erfolge erzielt werden können. Hierbei werden Hände und Füße in kleinen Wannen mit Leitungswasser getaucht, durch das schwache Gleichströme geleitet wird. Der Patient sollte lediglich ein leichtes Kribbeln verspüren, aber keine Schmerzen angeben. Eine Therapiesitzung, in der auf einmal zwei Extremitäten behandelt werden können, dauert je nach Gerät 15 bis 30 Minuten. Während der Initialphase sollte die Therapie täglich, nach Eintreten der Wirkung etwa dreimal wöchentlich als Erhaltungstherapie durchgeführt werden.

Nach Abbruch der Therapie muss damit gerechnet werden, dass sich die Hyperhidrosis nach zwei bis drei Wochen wieder einstellt, sodass auch diese Behandlungsform über Jahre durchgeführt werden muss. Der genaue Wirkungsmechanismus ist nicht bekannt, diskutiert wird eine funktionelle Blockade des sekretorischen Epithels. Strukturelle Veränderungen an den Schweißdrüsen wurden nicht gefunden [19].

Die Nebenwirkungen einer Behandlung sind gering und beschränken sich auf vorübergehende Hautreizungen und Missempfindungen während der Therapie. Patienten mit Metallimplantaten (Osteosynthesematerial, Herzschrittmacher, Intrauterinpessare u. Ä.) sowie mit Herzrhythmusstörungen sollten nicht behandelt werden.

Die Verordnung eines Heimgerätes ist möglich und wird auch bei der Mehrzahl der Patienten von den Krankenkassen erstattet. Es existieren jedoch Unterschiede zwischen den angebotenen Geräten hinsichtlich ihrer Leistungsfähigkeit und Benutzerfreundlichkeit, der Nebenwirkungen und Kosten. (Leitlinien zur Iontophorese unter: http://www.uni-duesseldorf.de/WWW/AWMF/qs/qs-derm8.htm).

6.6.5. Operative Therapie. Operative Verfahren sind bei Patienten zu diskutieren, bei denen andere konservative Methoden keine zufrieden stellende Wirkung erzielt haben.

Schweißdrüsenexzision. Die Resektion schweißdrüsentragender Hautareale in den Achselhöhlen wurde früher häufiger durchgeführt und führt bei guten Operationstechniken auch zu zufrieden stellenden Ergebnissen. Bei kleineren Arealen kann in lokaler Betäubung oder Tumeszenzanästhesie der hyperhidrotische Bezirk exzidiert und mit primärem Wunderverschluss versorgt werden. Je nach Ausbreitung können auch mehrere Schnitte angebracht sein. Nebenwirkungen sind Wundheilungsstörungen und verdickte oder dehiszente Narben. Rezidive beziehungsweise unvollständige Therapieergebnisse entstehen vor allem dann, wenn sich über das exzidierte Areal hinaus noch zahlreiche Schweißdrüsen in der Axilla befinden.

Subkutane Schweißdrüsensaugkürettage. Die subkutane Schweißdrüsensaugkürettage hat die Exzisionstechniken weitgehend abgelöst. Hierbei erfolgt die Entfernung mit einem scharfen Löffel durch kleine Hautschnitte an der Grenze der Dermis zum subkutanen Fettgewebe oder durch Absaugen (Liposuktion) des entsprechenden Areals. Gleichzeitig werden Nerven, die die Schweißdrüsen versorgen, durchtrennt. Aufgrund der anatomischen Lage der Schweißdrüsen innerhalb der Dermis kann durch diesen Eingriff nur die Reduktion des Schwitzens erreicht werden, ein dauerhafter Erfolg tritt nicht immer ein. Teilweise kommt es nach einem schwitzfreien Intervall von Monaten bis Jahren zur Reinnervierung der Schweißdrüsen und damit zu Rezidiven. Nebenwirkungen können in Form von Wundheilungsstörungen und narkosebedingten Komplikationen auftreten. Zudem wird gerade bei Männern der teilweise Verlust der Achselhaare als nicht erwünscht empfunden.

Transthorakale Sympathektomie. Bei primärer lokaler schwerer Hyperhidrose mit ausgeprägtem Leidensdruck des Patienten kann man die Indikation zur operativen Durchtrennung oder Teilentfernung von sympathischen Nervenfasern im Brustbereich in Erwägung ziehen. Die Methode wird zur Behandlung der Hyperhidrose im Bereich des Kopfes (mit bis zu 90% Erfolgsrate) und der Hände (mit bis zu 98% Erfolgsrate), kaum jedoch für die Achseln eingesetzt. Häufig vermindert sich durch den Eingriff auch die Neigung zum Erröten, falls vorhanden. Art und Ausmaß eines chirurgischen Eingriffs müssen immer im gemeinsamen eingehenden Gespräch zwischen behandelndem Arzt und Patient entschieden werden.

Die Operationstechnik greift auf das erprobte Verfahren der Brusthöhlenspiegelung (Thorakoskopie) zurück. Hierbei werden dem Patienten in tiefer Narkose über kleine Hautschnitte an der seitlichen Brustwand unterhalb bzw. in der Achsel eine Kameraoptik und Instrumente in den Brustraum eingeführt. Durch Einleiten von Luft oder Kohlendioxid in die Brusthöhle wird der Lungenflügel etwas zusammengedrückt und der Operateur gewinnt eine gute Übersicht. Der sympathische Grenzstrang liegt, durch die transparente Pleura hindurchschimmernd, gut sichtbar an der Brusthöhlenrückwand. Dort wird er aufgesucht und durchtrennt, mit aufgebrachten Metallklammern blockiert, teilweise entfernt und/oder durch Einwirkung von Hitze partiell zerstört. Hierzu wird die Pleura in einem kleinen Bereich eröffnet und der Grenzstrang mit seinen Ganglien freigelegt.

Die Operationsdurchführung richtet sich nach den betroffenen Körperregionen. Allgemein gilt jedoch, das Ausmaß des Eingriffs so umgrenzt wie möglich zu halten. Das unterste Halsganglion wird geschont, da seine Schädigung zu dem gefürchteten *Horner*-Syndrom führen kann. Am Ende der Operation wird die Luft aus der Brusthöhle abgesaugt und die Lunge wieder entfaltet. Da das autonome Nervensystem im Körper symmetrisch-paarig angelegt ist, muss diese Prozedur in beiden Brusthöhlen durchgeführt werden. Dies kann im Rahmen einer Narkose erfolgen.

Komplikationen treten bei dem beschriebenen Verfahren nur sehr selten auf. Sie umfassen den Pneumothorax, den Hämatothorax sowie das *Horner*-Syndrom, ein Symptomenkomplex aus Engstellung der Pupille, Hängen des Oberlids und Zurücktreten des Augapfels in der Augenhöhle durch Schädigung von Nervenfasern im Bereich des Ganglion stellatum, das mit dem ersten Brustganglion verschmolzen sein kann.

Die Misserfolgsrate nach komplikationslos durchgeführter Operation ist klein. Selbstverständlich gelten die allgemeinen Operationsrisiken auch hier: Blutung, Verletzung von Nachbarstrukturen, Infektion, Heilstörung, Thrombose und Embolie.

Als häufigste Nebenwirkungen des Eingriffs (je nach Literaturangabe 40–90%) können ein kompensatorisches Schwitzen an anderen Körperstellen [3, 4, 5] sowie gelegentlich eine verstärkte Schweißneigung bei bestimmten Geruchs- und Geschmackswahrnehmungen auftreten [13]. Untersuchungen zur Langzeitzufriedenheit der Patienten mit dieser Intervention liegen nur vereinzelt vor.

Tab. 4: Übersicht zu klinisch kontrollierten Studien zur Wirksamkeit und Sicherheit von BT-A in der Behandlung der fokalen Hyperhidrose (IP=Injektionspunkte)

Autor/Jahr	Verwendetes Produkt und Dosierung	Lokalisation Patientenanzahl Nachbeobachtungszeit	Zielgröße	Ergebnisse
Schnider et al. 1997 [23]	Dysport® 120 U gegen Plazebo IP: 6	Palmoplantar Randomisierung nach Lokalisation n=11; 13 Wochen	Planometrie (Ninhydrin-Test)	Nach 3 Wochen Verminderung der Fläche um 31% (20-42%) vom Ausgangswert in der Verumgruppe (p <0,001)
Schnider et al. 1999 [24]	Dysport® 200 U gegen Plazebo IP: 6	Axillär Randomisierung nach Lokalisation n=13; 13 Wochen	Planometrie (Ninhydrin-Test)	Nach 3 Wochen Verminderung der Fläche um 34,5% im Vergleich zur Plazebogruppe (p <0,001)
Heckmann et al. 2001 [6]	Dysport® 200 U versus Plazebo IP: 10	Axillär Randomisierung nach Lokalisation n=145; 2 Wochen	Gravimetrie	Nach 2 Wochen 50%ige Reduktion der Schweißmenge in Bezug auf die Ausgangswerte in 92,4% (Verum) gegenüber 15,2% (Plazebo; p <0,001)
Naumann et al. 2001 [16b]	BOTOX® 50 U versus Plazebo IP: 10-15	Axillär Randomisierung nach Patient n=320 (242 Verum und 78 Plazebo); 16 Wochen	Gravimetrie	Nach 4 Wochen 50% Reduktion der Schweißmenge in Bezug auf die Ausgangswerte in 94% (Verum) gegen 36% (Plazebo; p <0,001)

6.7. Evidenzbasierte Daten zur Wirksamkeit von BT-A bei Hyperhidrose

Im Gegensatz zu anderen therapeutischen Interventionen ist die Hyperhidrose eine Indikation, bei der die Wirkung von BT-A durch randomisierte klinisch kontrollierte Studien gut dokumentiert ist. Insgesamt stehen z.Z. zwei kleinere monozentrische [23, 24] und zwei große multizentrische Studien [6, 16b] zur Verfügung (Tab. 4).

Alle Arbeiten zur axillären Hyperhidrose sind von guter Qualität, sodass Wirksamkeit und Sicherheit dieser Methode – im Gegensatz zu anderen antihidrotischen Therapiemaßnahmen – als gesichert gelten können. Berechnet man nun die NNT („number needed to treat"), d.h. die Anzahl der Patienten, die behandelt werden müssen, um einen Patienten mit Hyperhidrose zu heilen, so lässt sich aus den Daten der Arbeit von *Heckmann* et al. [6] eine Anzahl von 1,49 Patienten berechnen, um die Gravimetriewerte unter 25 mg/min zu senken. Drei Hyperhidrose-Patienten müssen also mit BT-A behandelt werden, um bei zwei Patienten die Schweißmenge unter 25 mg/min zu senken. Dies bedeutet aber nicht, dass BT-A bei einem Drittel der Patienten nicht wirksam wäre, sondern lediglich, dass die Hyperhidrose nicht unter den angegebenen Schwellenwert gesenkt werden konnte. BT-A ist – wie durch diese Zahlen verdeutlicht wird – das wirksamste Arzneimittel, das in der Therapie der Hyperhidrose zur Verfügung steht.

Offen ist hingegen noch die Frage nach der optimalen Dosierung. Naumann et al. [16b] verwenden 50 E BOTOX® (1/2 Injektionsflasche) pro Axilla, um über 16 Wochen ein zufriedenstellendes Ergebnis zu erzielen. In der Patientenkohorte von Heckmann reichen 100 E Dysport® (1/5 der Injektionsflasche) pro Axilla aus, um in demselben Zeitraum zu einem vergleichbaren Resultat zu kommen [6]. Von einer Arbeitsgruppe wird hingegen eine High-dose-Therapie der Hyperhidrose propagiert: 200 Einheiten BOTOX®, d.h. zwei Injektionsflaschen pro Axilla. Hiermit soll eine Wirkungsdauer von über 22 Monaten erreicht werden [10]. Diese Ergebnisse sollten jedoch noch durch eine klinisch kontrollierte Studie überprüft werden [7]. Ungünstig bei einer Hochdosistherapie sind einerseits die bis zu 10-mal höheren Medikamentenkosten und darüber hinaus auch ein gesteigertes Risiko zur Antikörperbildung (s. Kap. 2.6).

6.8. Indikationsstellung

Generalisierte Hyperhidroseformen sind nicht geeignet für eine BT-A-Therapie. Nur umschriebene, so genannte fokale Hyperhidroseformen können sinnvoll behandelt werden. Allerdings ist auch hier BT-A nicht die Therapie der ersten Wahl. Folgende Voraussetzungen sollten vor der Behandlung mit BT-A erfüllt sein:

- Ausschluss einer sekundären Hyperhidrose,
- Versagen mindestens einer Standardtherapie (topische Aluminium-Chlorid-Behandlung oder Iontophorese),
- objektivierbare, starke Schweißsekretion (Richtwerte: >30 mg/min Hände oder Füße bzw. >50 mg/min Achselhöhle),
- starker Leidensdruck.

6.9. Praktische Durchführung – Axilläre Hyperhidrose

Die Durchführung der Botulinumtoxin-A-Injektionen bei axillärer Hyperhidrose ist einfach und wenig zeitaufwendig. In den meisten Fällen kann auf eine Lokalanästhesie verzichtet werden. Die Behandlung sollte in einem hellen Raum am liegenden Patienten durchgeführt werden.

Axilläre Hyperhidrose

- Behandlungsliege
- Einmalhandschuhe
- Iod-Kalium-Iodid Lösung (Rp: Jod 2,0; K-Jodid 3,0; Aq. dest ad 100,0) (für Jod-Stärke-Test)
- Watteträger (für Jod-Stärke-Test)
- Stärkepuder (für Jod-Stärke-Test)
- Hautdesinfektionsmittel (z.B. Octenisept®)
- Markierungsstift – optional
- Nichtsterile Kompressen (10×10 cm)
- Botulinumtoxin A (Dosierung und Verdünnung s. folgenden Kasten)
- 1-ml-Spritze mit 0,1-ml-Skalierung.
- 30-Gauge-Kanülen (z.B. Microlance, Becton-Dickinson)

Abgrenzung des zu behandelnden Areals. Die Abgrenzung des zu behandelnden Areals kann mit dem Jod-Stärke-Test erfolgen. Sie ist vor allem im Bereich der Axilla sinnvoll. Im Bereich der Hände und Füße stimmt das anatomische Areal meist mit dem hyperhidrotischen Areal überein.

Anzahl der Injektionspunkte. Innerhalb der klinisch kontrollierten Studien wurde das Toxin auf 6–15 Injektionspunkte verteilt (s. Tab. 4). Jedoch gibt es auch Anwender, die bis zu 20 Injektionspunkte pro Axilla setzten.

Verdünnung des Toxins. Das Toxin muss entsprechend mit 0,9% Kochsalzlösung verdünnt werden. Für eine Endkonzentration von 50 U BOTOX® bzw. 100 U Dysport® ergeben sich folgende Verdünnungsschritte.

BOTOX®: den Inhalt einer Viole mit 100 U in 4 ml NaCl auflösen:

- Endkonzentration: 25 U/ml
- 0,2 ml = 5 U pro Injektionspunkt
- 10 Injektionspunkte = 50 U pro Axilla

Dysport®: den Inhalt einer Viole mit 500 U in 2,5 ml lösen und dann außerhalb der Viole auf ein Gesamtvolumen von 5 ml verdünnen:

- Endkonzentration: 100 U/ml
- 0,2 ml = 20 U pro Injektionspunkt
- 10 Injektionspunkte = 200 U pro Axilla.

Analgetische Verfahren zur Vorbehandlung. Bei der axillären Hyperhidrose kann üblicherweise auf eine Anästhesie verzichtet werden. Die meisten Patienten empfinden den zumeist geringen Schmerzreiz als erträglich. Bei starkem Schmerzempfinden kann eine transkutane Anwendung von EMLA® durchgeführt werden.

Cave: Der Jod-Stärke-Test muss vor der EMLA-Anwendung durchgeführt werden, da durch das Lokalanästhetikum eine temporäre Blockade der Schweißdrüseninnervation eintritt.

Injektion des Toxins. Das zu behandelnde Areal kann im axillären Bereich mit Hilfe des Jod-Stärke-Tests begrenzt werden. In

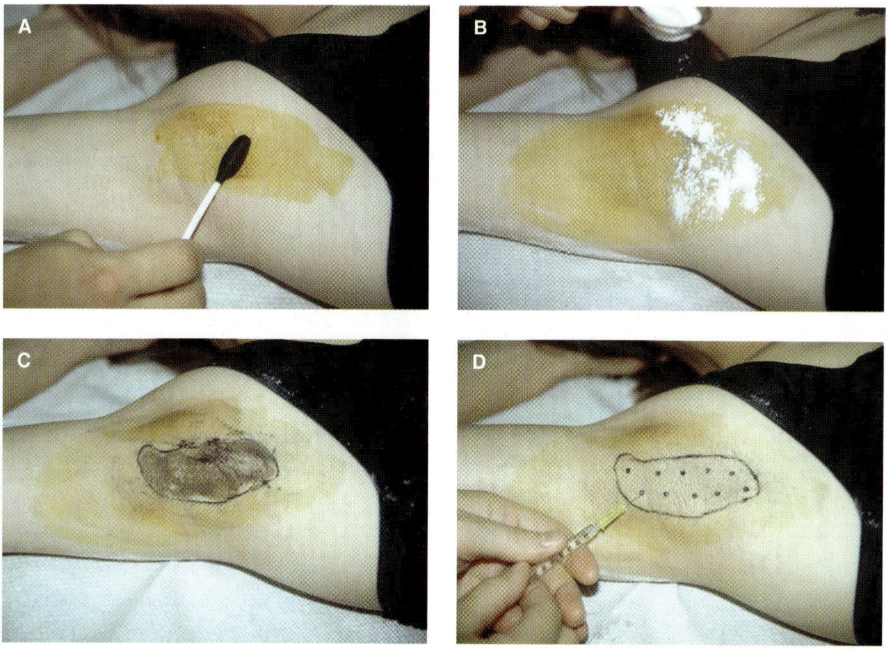

Abb. 5: *Axilläre BTA-Injektion.* A) Die Axilla wird trockengewischt und dann mit Lugol-Lösung bestrichen. B) Stärkepuder wird darüber gestäubt. C) Das hyperhidrotische Areal wird mit einem wasserfesten Marker gekennzeichnet. D) Die Injektionen erfolgen gleichmäßig verteilt und streng intrakutan mit feiner Kanüle.

dem hyperhidrotischen Areal können die einzelnen Injektionspunkte in einem ersten Schritt mit einem Abstand von ca. 1–1,5 cm markiert werden (Abb. 5). Meist lassen sich ca. sechs bis zwölf, ggf. auch mehr Injektionspunkte pro Axilla gut verteilen. Das Einzeichnen der Injektionspunkte ist nicht unbedingt notwendig, erleichtert aber die Anwendung vor allem für Anfänger, da damit die zu verteilende Gesamtmenge besser abgeschätzt werden kann.

Die Injektionen erfolgen mit einer 30-Gauge-Kanüle streng intrakutan und damit möglichst nahe zu den dermal/subkutan gelegenen Schweißdrüsen (Abb. 6). Das Injektionsvolumen je Punkt beträgt zwischen 0,05 und 0,1 ml. Bei der Verwendung von weniger Injektionspunkten können auch größere Volumina bis 0,2 ml injiziert werden [6].

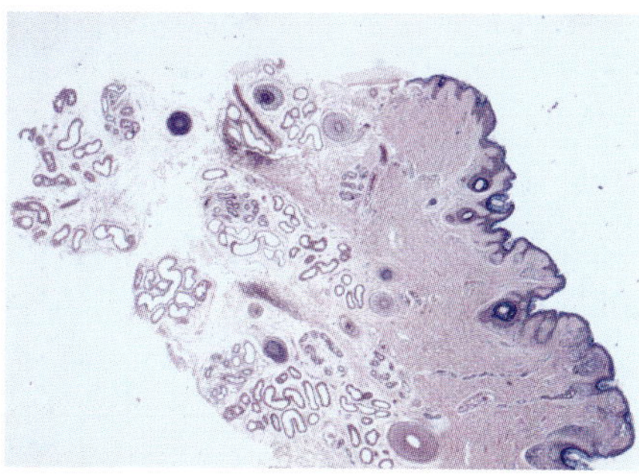

Abb. 6: *Histologie: Schweißdrüsen in der Axilla.*

6.10. Praktische Durchführung – Palmoplantare Hyperhidrose

Die Durchführung der Injektionen im Bereich der Palmae und Plantae erfordert weitere Vorbereitungen, da bei diesen Lokalisationen eine lokale Betäubung durchgeführt werden sollte.

Palmoplantare Hyperhidrose

- Wanne für Schmierseifenhand- oder -fußbad
- Paracetamol 2 × 500 mg
- EMLA®-Creme und eng anliegende unsterile Latex- oder latexfreie Handschuhe für die Patienten
- Chlorethanhaltiges Kühlspray (z.B. Chloraethyl-Spray®)
- oder Lokalanästhetikum (Mepivacain 1% oder Prilocain 1%) für eine Leitungsanästhesie
- Baumwollhandschuhe bzw. Baumwollstrumpfverbandsmaterial

Dosierung und Verdünnung des Toxins. Die Dosierung und Verdünnung erfolgt gemäß den Vorgaben der axillären Hyperhidrose (s. Kap. 6.9). Zumeist werden jedoch höhere Gesamtdosen verwandt, d.h. 250 U (Dysport®) bzw. 50 U (BOTOX®) pro Hand. Diese Angaben beziehen sich auf kleine (Frauen-)Hände mit der Handschuhgröße 6. Bei großen Händen (Größe 8–9) sollte ggf. eine entsprechend höhere Dosis gewählt werden.

Analgetische Verfahren zur Vorbehandlung. Obwohl einzelne Patienten auch ohne lokale Betäubung behandelt werden, wird man in den meisten Fällen auf eine adäquate Analgesie nicht verzichten wollen. Eine klinisch kontrollierte Vergleichsstudie zur Wirksamkeit und Verträglichkeit verschiedener Methoden liegt derzeit nicht vor, die Auswahl und Durchführung der Analgesieverfahren richtet sich vielmehr nach den persönlichen Erfahrungswerten der Anwender. Die drei am häufigsten verwendeten Analgesieverfahren sind (Tab. 5):

- Systemische Analgesie mit Paracetamol, kombiniert mit EMLA®-Creme (Lidocain und Prilocain-Gemisch) plus Kältespray,
- Leitungsanästhesie der peripheren Nerven (Handwurzelblock),
- Iontophorese in einer 2%-Meaverinlösung.

Weiterhin besteht die Möglichkeit einer intravenösen [25] bzw. intraarteriellen Lokalanästhesie [12]. Diese Methode ist nicht weit verbreitet und erfordert die Zu-

Tab. 5: Vergleich unterschiedlicher Analgesieverfahren vor BT-A-Injektion

	Iontophorese mit 2% Meaverin-Lösung	Kombination EMLA® mit Paracetamol	Leitungsanästhesie der peripheren Nerven
Zeitaufwand	+++	+	+++
Analgetischer Effekt	++	++	+++
Mögliche Komplikation	Allergie auf die Wirksubstanz	Allergie auf die Wirksubstanz	Allergie auf die Wirksubstanz, Nerven- und/oder Gefäßverletzung

sammenarbeit mit einem Anästhesisten. Als weiterer limitierender Faktor dieser Methode ist die Notwendigkeit einer zweizeitigen Unterspritzung mit Botulinumtoxin, da jeweils nur eine Extremität behandelt werden kann. Darüber hinaus kann es in seltenen Fällen zum Auftreten eines Kompartmentsyndroms kommen [1].

Alle diese Analgesieverfahren sind vergleichsweise sicher. Auf Paracetamol und die verwandten Lokalanästhetika können Allergien auftreten. Typ-1-Allergien auf lokale Anästhetika sind jedoch sehr selten. Bei versehentlicher intraarterieller bzw. intravenöser Injektion der Lokalanästhetika können pharmakologische systemische Reaktionen auftreten. Eine dauernde Nervenschädigung nach lokaler Betäubung ist nicht zu erwarten [20].

EMLA® plus Paracetamol. Mit diesem Verfahren ist keine vollständige Analgesie, jedoch häufig eine brauchbare Schmerzminderung erreichbar. EMLA® wird messerrückendick auf die zuvor gebadete und dadurch aufgeweichte Handfläche aufgetragen. Ein eng anliegender Einmalhandschuh wird darüber gezogen und diese Okklusion für 60–120 Minuten belassen. Zur Verbesserung der Analgesie kann zusätzlich Paracetamol 1000 mg p.o. eine halbe Stunde vor der Injektion verabreicht werden. Der Handschuh wird jeweils erst unmittelbar vor der Injektion abgezogen. Zusätzlich sollte punktweise noch Chloraethyl-Spray® vor jeder Injektion appliziert werden.

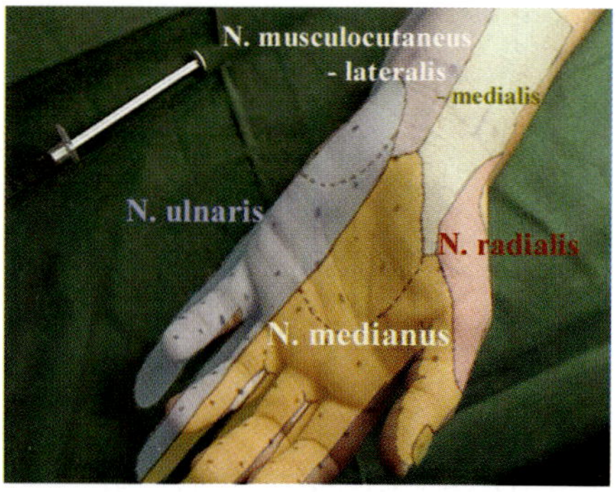

Abb. 7: *Innervation der Handinnenfläche* (N. ulnaris, N. medianus, N. radialis).

Leitungsanästhesie (Handblock). Die Leitungsanästhesie ist die Methode, die bei richtiger Anwendung (der Block muss sitzen!) die größtmögliche Anästhesie bringt. Sie erfordert jedoch Zeit, sodass sich die Behandlungsdauer für den Arzt erhöht. Um diese Methode sicher anwenden zu können, ist zudem entsprechende Erfahrung des Anwenders erforderlich. Dieser Abschnitt gibt erste Hinweise, die von einem Erstanwender bei einer Hospitation vertieft werden sollten.

Der Handblock stellt eine Leitungsanästhesie des N. medianus, N. ulnaris und N. radialis am Handgelenk dar. Alle drei Nerven versorgen die Handinnenfläche sensorisch, wobei der N. medianus die größte Fläche abdeckt (Abb. 7). Die Anästhesie des N. radialis ist, da dieser vorwiegend den Handrücken versorgt, nicht unbedingt erforderlich, wird jedoch der Vollständigkeit halber angegeben.

Tab. 6: Vergleich verschiedener Lokalanästhetika, die zur Regionalanästhesie verwendet werden

Wirkstoff	Handelsname	Lösung	Max. Volumen	Wirkeintritt	Wirkdauer
Mepivacain	Meaverin®	1%	50 ml	2-4 min	2-4 h
Prilocain	Xylonest®	1%	50 ml	4-8 min	1,5-3 h

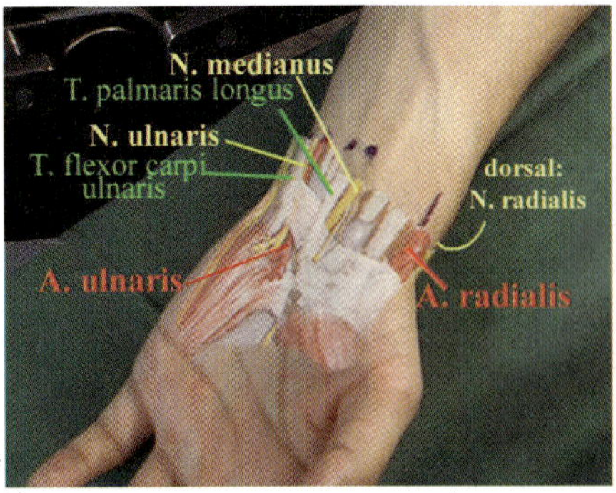

Abb. 8: *Handblock.* Anatomische Leitstrukturen am Handgelenk. Mit dem blauen OP-Stift sind die Injektionspunkte markiert.

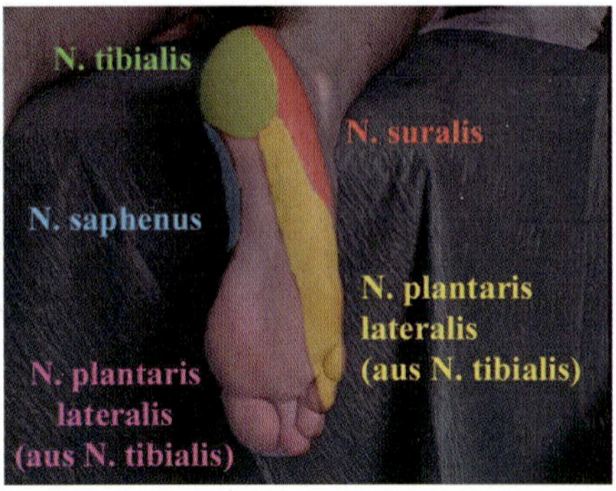

Abb. 9: *Innervation der Fußsohle durch den N. tibialis.*

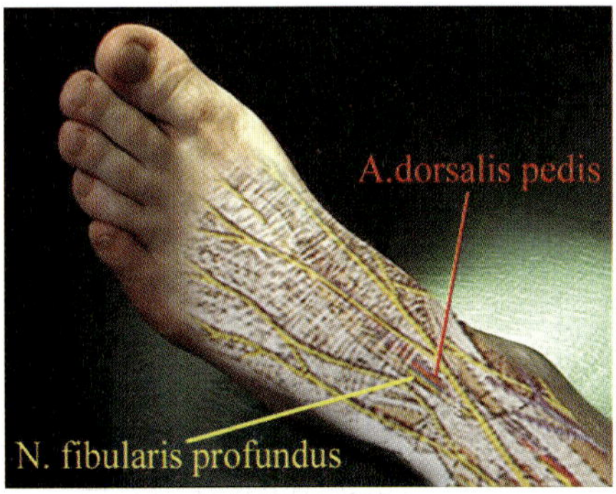

Abb. 10: *Fußblock.* Anatomische Leitstrukturen Fußrücken (N. fibularis profundus).

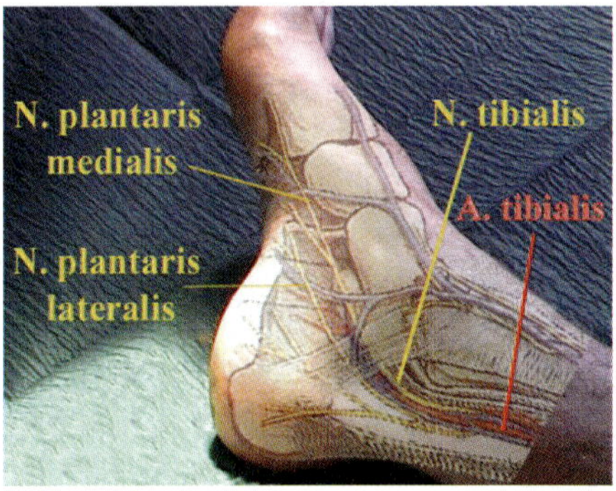

Abb. 11: *Fußblock.* Anatomische Leitstrukturen Innenknöchelregion.

Zur Anästhesie wird z.B. Mepivacain 1% oder Prilocain 1% ohne Adrenalin verwendet (Tab. 6).

Die Wirkungsdauer tritt nach ca. 15–30 Minuten ein. Die Gesamtmenge des verwendeten Lokalanästhetikums beträgt ca. 5–10 ml pro Hand.

- *N. medianus:* Leitpunkt für die Blockade des N. medianus ist die Sehne des M. palmaris longus in der Mitte des Handgelenks in Höhe des Processus styloideus (Abb. 8). Die Sehne kann durch eine Beugung der Hand im Handgelenk bei gleichzeitiger Berührung des kleinen Fingers und des Daumens sichtbar gemacht werden.

Die Kanüle wird unmittelbar beidseits der Sehne senkrecht zur Haut eingeführt und ca. 0,5–1 cm weit vorgeschoben. Dann zieht man die Kanüle zurück und injiziert nach Aspiration ohne Blutrückfluss jeweils 2–5 ml des Lokalanästhetikums.

Cave: Die meisten Lokalanästhetika enthalten als Konservierungsstoff Methyl-4-hydroxybenzoat. Bereits beim Aufklärungsgespräch sollte man sich vergewissern, dass keine bekannte Allergie auf den Wirkstoff oder Benzoate vorliegt.

- *N. ulnaris:* Leitpunkt ist die Sehne des M. flexor carpi ulnaris (Abb. 8). Die Punktion erfolgt unmittelbar beidseitig dieser Sehne. Die Injektionstechnik ist die gleiche wie bei der Medianusblockade. Es werden jeweils 2–5 ml des Lokalanästhetikums injiziert.
- *N. radialis:* Leitpunkt ist die Pulsation der A. radialis (Abb. 8). Die Einstichstelle liegt 1 cm ulnar der Pulsation der A. radialis. Von hier aus wird die Kanüle für einen subkutanen Infiltrationswall parallel zur Handwurzel über die radiale Seite der Handwurzel in Richtung Handrücken geführt. Beim Vorschieben der Kanüle werden 5–10 ml des Lokalanästhetikums injiziert. Ein zusätzlicher Infiltrationswall über der ulnaren Handwurzel kann mögliche Aberrationen in der sensiblen Versorgung erfassen.

Durchführung der Leitungsanästhesie bei plantarer Hyperhidrose. Bei der plantaren Hyperhidrose kann vor der Behandlung der so genannte „Fußblock“ durchgeführt werden. Der Fußblock resultiert aus der Blockade des N. fibularis profundus, des N. tibialis, des N. saphenus, des N. fibularis superficialis und des N. suralis. Da der N. tibialis praktisch die gesamt Fußsohle sensibel versorgt reicht, wenn sich die Hyperhidrose auf den plantaren Bereich begrenzt, die alleinige Anästhesie dieses Nerves vor der Behandlung mit Botulinumtoxin A aus (Abb. 9). Der Vollständigkeit halber wird jedoch die Anästhesie aller den Fuß versorgenden Nerven hier skizziert.

- *N. fibularis profundus:* Leitpunkt für die Blockade des N. fibularis profundus ist der Puls der A. dorsalis pedis (Abb. 10). Man tastet den Puls der Arterie am proximalen Fußrücken und markiert unmittelbar beidseits zwei Injektionspunkte. Die Kanüle wird senkrecht zur Haut ca. 0,5–1 cm weit eingestochen, bis man auf einen festen Widerstand stößt. Dann zieht man die Kanüle unter Aspiration etwas zurück und injiziert jeweils 2–5 ml des Lokalanästhetikums (z.B. Scandicain 1% oder Prilocain 1% ohne Adrenalin).
- *N. tibialis:* Leitpunkt für die Blockade des N. tibialis ist der Puls der A. tibialis posterior (Abb. 11). Man tastet den Puls unterhalb des Innenknöchels und injiziert dann unmittelbar beidseitig der Arterie jeweils 2–5 ml Lokalanästhetikum. Die Injektionstechnik ist die gleiche wie bei der Blockade des N. fibularis profundus.
- *N. saphenus, N. fibularis superficialis und N. suralis:* Zur Blockade der drei Nerven markiert man sich eine Handbreite oberhalb des Innen- und Außenknöchels ringförmig um den Unterschenkel einen Kranz. Anschließend injiziert man zirkulär 10–20 ml des Lokalanästhetikums subkutan in das Fettgewebe.

Nebenwirkungen und Folgeschäden durch die Regionalanästhesie treten fast nie auf. Vereinzelt kann es jedoch zu neuralgischen Beschwerden oder Parästhesien kommen. Bei der Injektion sollte deshalb darauf geachtet werden, dass ein direkter Kontakt mit dem Nerv vermieden wird.

Cave: Vermeidung von möglichen Nebenwirkungen und Folgeschäden der Regionalanästhesie

- Aspiration vor Injektion
- Zurückziehen der Nadel bei direktem Kontakt mit Nerv (einschießender Schmerz)

Durchführung der BT-A Injektionen. Im Bereich der Palmae und Plantae ist das hyperhidrotische Areal natürlich begrenzt, sodass hier auf den Jod-Stärke-Test häufig verzichtet werden kann. Bei besonderen Fragestellungen (Übergang auf den Handrücken oder Kontrolle nach unvollständiger Therapie) ist er jedoch hilfreich. Die Injektionen selbst erfolgen auch hier mit einer 30-Gauge-Kanüle streng intrakutan. Aufgrund der Dicke des Stratum corneum empfiehlt sich vorangehend die Anwendung eines Seifenbades, um so die Hornschicht aufzuweichen und damit die Injektion zu erleichtern.

Palmare Hyperhidrose. Pro Handfläche werden ca. 25–50 Injektionspunkte eingezeichnet. Im Bereich der Fingergrund- und -mittelgelenke werden jeweils zwei Injektionspunkte lateral, im Bereich der Fingerendgelenke jeweils drei Injektionspunkte markiert. Die Handinnenfläche wird mit ca. 17 gleichmäßig (ca. 1 cm) voneinander entfernt liegenden Injektionspunkten abgedeckt (Abb. 12).

Die Injektion erfolgt mittels 30-Gauge-Nadeln. Je Punkt werden ca. 0,05–0,1 ml injiziert. Dies entspricht 5–10 U Dysport® bzw. 1,25–2,5 U BOTOX®.

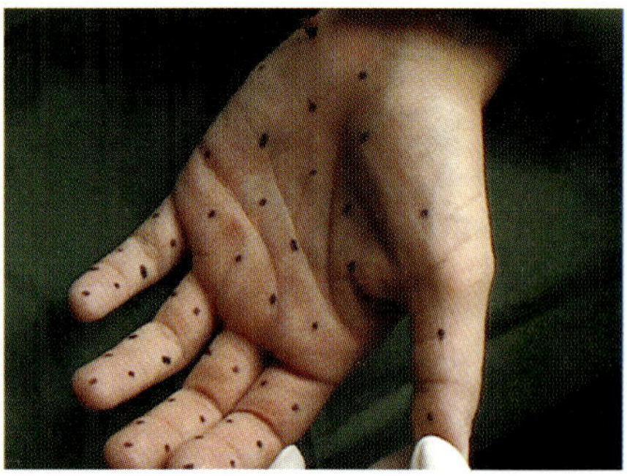

Abb.12: Einzeichnen der Injektionspunkte vor Behandlung mit Botulinumtoxin A.

Die Injektion erfolgt schräg (ca. im 30°-Winkel), wobei die Kanüle bis ungefähr zur Hälfte vorgeschoben wird (Abb. 13). Manche Anwender knicken die Nadel ab, um parallel zur Hautoberfläche injizieren zu können. Idealerweise sollte das gesetzte Botulinumtoxin-A-Depot im Bereich der Dermis liegen. Eine tiefere Injektion erhöht die Gefahr, dass das Toxin in tiefer liegende Muskelgruppen diffundiert. Der Daumenballen kann ausgespart werden, um Nebenwirkungen durch die Diffusion des Botulinumtoxins in benachbarte Muskelgruppen (M. abductor und adductor pollicis brevis) zu vermeiden.

Diffundiert das Toxin in die Daumenmuskeln, kann es zu einer Einschränkung von bestimmten Handbewegungen, wie z.B. des Schlüsseldrehens, kommen. Wichtig ist es deshalb, Patienten, die manuell tätig sind (z.B. Zahnärzte, Musiker), sorgfältig aufzuklären und auch besonders vorsichtig zu behandeln.

Cave: Vermeidung einer muskulären Mitbeteiligung bei Behandlung der Hände

- Im Bereich des Daumenballens (Thenars) Applikation von nur wenigen Injektionspunkten bzw. eine sehr oberflächliche Injektion
- Keine Injektion mit Dermojet

Die plantare Hyperhidrose wird entsprechend der palmaren Hyperhidrose behandelt. Da die zu behandelnde Fläche größer ist, sind auch mehr Injektionspunkte notwendig, sodass auch u.U. die verbrauchte Toxinmenge größer ist. So werden bei einer schweren Hyperhidrose u.U. je eine Ampulle des Toxins (100 U BOTOX® bzw. 500 U Dysport®) pro Fußfläche verwendet, um einen zufrieden stellenden The-

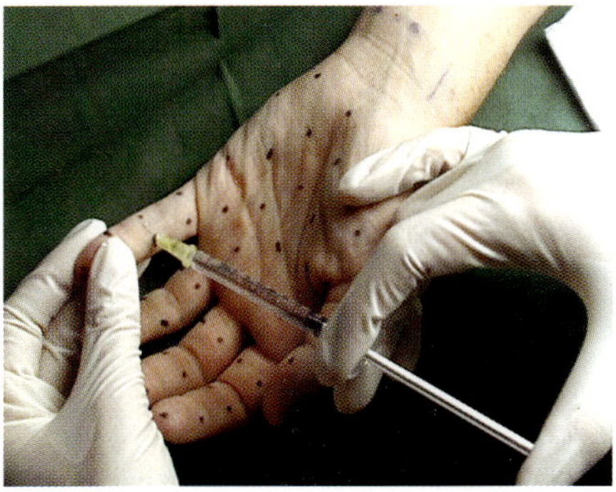

Abb. 13: Injektion des Botulinumtoxin A mit einer 1-ml-Spritze und 30-Gauge-Kanüle.

rapieerfolg zu gewährleisten. Schwächen der Fußmuskeln durch Diffusion des Toxins sind denkbar. Sie führen nicht zu einer eigentlichen Bewegungseinschränkung, können aber eine Art Anstrengungsgefühl bei längerem Stehen auslösen.

Da die Tiefe der Injektion mittels Dermojet nicht sicher abgeschätzt werden kann und das Therapieergebnis weniger vollständig ist als bei einer intrakutanen Injektionsbehandlung [16a], kann diese Variante nicht empfohlen werden.

6.11. Praktische Durchführung – Andere Lokalisationen

Bei einer Lokalisation der Hyperhidrose im Bereich eines anderen Hautareals, z.B. im Stirn, Nacken- und Trigeminusbereich (*Frey*-Syndrom), ist wie bei der axillären Hyperhidrose nur in Ausnahmefällen eine Analgesie notwendig. Falls gewünscht, kann auch hier eine Vorbehandlung mit EMLA® durchgeführt werden.

Dosierung, Injektionsvolumen und Injektionstechnik entsprechen der Therapie der axillären Hyperhidrose. Wichtig ist eine oberflächige intradermale Injektion. Zu beachten ist, dass es trotz intradermaler Injektionstechnik zu einer Diffusion des BT-A in die mimische Muskulatur kommt. Dies hat den Nebeneffekt, dass es z.B. bei der Behandlung der Hyperhidrose der Stirn-Haar-Grenze gleichzeitig zu einer Lähmung der Fasern des M. occipitofrontalis kommt, d.h. der Patient erwirbt mit der Anhidrose außerdem eine Glättung der mimischen Falten im Stirnbereich.

6.12. Langzeittherapie unter pharmakoökonomischen Gesichtspunkten

Pharmakoökonomische Studien liegen zurzeit zu keinem der in der Hyperhidrosebehandlung verwendeten Therapiekonzepte vor. So kann z.B. keine Aussage gemacht werden, ob eine Hochdosistherapie mit Botulinumtoxin wirklich ökonomischer ist als die wiederholte Injektion mit einer geringeren, aber wirksamen Dosis [10]. Berücksichtigt werden müssten in einer solchen Studie:

- Kosten des Präparates,
- Kosten der Behandlung,
- Zeitaufwand der Behandlung für den Patienten (Anwendungs- und Fahrtzeiten),
- Dauer der Wirksamkeit/Häufigkeit der Wiederbehandlung.

Noch offen ist, ob durch wiederholte Behandlungen mit BT-A die Hyperhidrose dauerhaft eingeschränkt wird.

Literatur

1. **Ananthanarayan C, Castro C, McKee N, Sakotic G.** Compartment syndrome following intravenous regional anesthesia. Can J Anaesth 2000; 7: 1094–1098.
2. **Braune C, Erbguth F, Birklein F.** Dose thresholds and duration of the local anhidrotic effect of botulinum toxin injections: measured by sudometry. Br J Dermatol 2001; 144: 111–117.
3. **Drott C, Gothberg G, Claes G.** Endoscopic transthoracic sympathectomy: an efficient and safe method for the treatment of hyperhidrosis. J Am Acad Dermatol 1995; 33: 78–81.
4. **Graham AN, Owens WA, McGuigan JA.** Assessment of outcome after thoracoscopic sympathectomy for hyperhidrosis in a specialized unit. J R Coll Surg Edinb 1996; 41: 160–163.
5. **Hashmonai M, Kopelman D, Assalia A.** The treatment of primary palmar hyperhidrosis: a review. Surg Today 2000; 30: 211–218.
6. **Heckmann M, Ceballos-Baumann AO, Plewig G.** Botulinum toxin A for axillary hyperhidrosis (excessive sweating). N Engl J Med 2001; 344: 488–493.
7. **Heckmann M, Schaller M, Breit S, Plewig G.** Evaluation of therapeutic success of hyperhidrosis therapy. Arch Dermatol 2001; 137: 94.
8. **Iwase S, Ikeda T, Kitazawa H, Hakusui S, Sugenoya J, Mano T.** Altered response in cutaneous sympathetic outflow to mental and thermal stimuli in primary palmoplantar hyperhidrosis. J Autonom Nerv Syst 1997; 64: 65–73.
9. **Johnson PA, Stockdale DF.** Effects of puppet therapy on palmar sweating of hospitalized children. John Hopkins Med 1975; 137: 1–5
10. **Karamfilov T, Konrad H, Karte K, Wollina U.** Lower relapse rate of botulinum toxin A therapy for axillary hyperhidrosis by dose increase. Arch Dermatol 2000; 136: 487–490.
11. **Kaudewitz T.** Struktur und Funktion der Haut: Schweißdrüsen. In: Wolff H, Plewig G (Hrsg) Fortschritte der praktischen Dermatologie und Venerologie. Heidelberg, Berlin, New York, Tokyo: Springer; 1999, S 53–59.
12. **Koscielniak-Nielsen ZJ, Horn A.** Intra-arterial versus intravenous regional analgesia for hand surgery. Anaesthesia 1993; 48: 769–772.
13. **Lin TS, Fang HY.** Transthoracic endoscopic sympathectomy in the treatment of palmar hyperhidrosis – with emphasis on perioperative management (1,360 case analyses). Surg Neurol 1999; 52:453–7
14. **McLachlan CS, Spence I, Satchell P.** Immediate and sustained effects of smoking on autonomic arousal in human subjects. Jpn J Physiol 1998; 48: 253–259.
15. **Minor V.** Ein neues Verfahren zu der klinischen Untersuchung der Schweißabsonderung. Dtsch Z Nervenheilkunde 1928; 101: 302–307.
16. a) **Naumann M, Bergmann I, Hofmann U, Hamm H, Reiners K.** Botulinum toxin for focal hyperhidrosis: technical considerations and improvements in application [letter]. Br J Dermatol 1998; 139: 1123–1124.
16. b) **Naumann M, Lowe NJ.** Botulinum toxin type A in treatment of bilateral primary axillary hyperhidrosis: randomised, parallel group, double blind, placebo controlled trial. BMJ 2001; 323: 1–4
17. **Pinnagoda J, Tupker RA, Agner T, Serup J.** 1990 Guidelines for transepidermal water loss (TEWL) measurement: A report from the Standardization Group of the European Society of Contact Dermatitis. Contact Dermatitis 1990; 22: 164–178.
18. **Reinauer S, Neusser A, Schauf G, Hölzle E.** Iontophoresis with alternating current and direct current offset (AC/DC iontophoresis): a new approach for the treatment of hyperhidrosis. Br J Dermatol 1993; 129: 166–169.
19. **Reinauer S, Neusser A, Schauf G, Hölzle E.** Die gepulste Gleichstrom-Iontophorese als neue Behandlungsmöglichkeit der Hyperhidrose. Hautarzt 1995; 46: 543–547.
20. **Reynolds F.** Adverse effects of local anaesthetics. Br J Anaesth 1987; 59: 78–95.
21. **Roed-Petersen K, Andersen BL.** Axillary hyperhidrosis. The life of 107 patients before and after surgical treatment of axillary hyperhidrosis. Ugeskr Laeger 1977; 139: 2109–2113.
22. **Sato KT, Richardson A, Timm DE, Sato K.** One-step iodine starch method for direct visualization of sweating. Am J Med Sci 1998; 295: 528–531.
23. **Schnider P, Binder M, Auff E, Kittler H, Berger T, Wolff K.** Double blind trial of botulinum A toxin for the treatment of focal hyperhidrosis of the palms. Br J Dermatol 1997; 136: 548–552.
24. **Schnider P, Binder M, Kittler H et al.** A randomized, double-blind, placebo-controlled trial of botulinum A toxin for severe axillary hyperhidrosis. Br J Dermatol 1997; 140: 677–680.

25. **Tham CH, Lim BH.** A modification of the technique for intravenous regional blockade for hand surgery. J Hand Surg [Br] 2000; 25: 575–577.

26. **Weber A, Sinkgraven R, Schuhmann M et al.** Focal Hyperhidrosis, Anxiety and Depression: Effect of Treatment with Botulinumtoxin A. Allergologie 2001; 24/5: 211.

7. Therapie der Analfissur mit Botulinumtoxin

7. Therapie der Analfissur mit Botulinumtoxin

Wolfgang H. Jost

Der Einsatz von Botulinumtoxin bei der Analfissur darf als modellhaft angesehen werden, da das Toxin entscheidend in die Pathogenese der Chronifizierung eingreift. Gegenüber anderen Indikationen handelt es sich nicht nur um eine symptomatische Wirkung, sondern es kommt durch die Injektion bei einem Großteil der Patienten zur Abheilung der Fissur.

7.1. Pathogenese und Klinik

Die Analfissur ist neben dem Hämorrhoidalleiden das häufigste Beschwerdebild in der Proktologie [13]. Sie ist definiert als longitudinales Ulkus des trockenen, sensiblen Anoderms, also des nichtverhornenden Plattenepithels, zwischen Linea dentata und Linea anocutanea. Die bevorzugte Lokalisation ist die hintere Medianlinie mit etwa 90% [13]. Daneben findet sich die Fissur am zweithäufigsten in der vorderen Kommissur mit ca. 9%. Eine atypische Lokalisation ist selten und spricht für eine spezifische Entzündung. Die Geschlechterverteilung ist etwa gleich [13].

Die Ätiologie dieser Erkrankung konnte bislang nur ansatzweise geklärt werden. Aufgrund der Bevorzugung der hinteren Kommissur wird die Rigidität und Minderdurchblutung des Analkanals durch die Y-förmige Aufspaltung des M. sphincter ani externus bei Anheftung an das Os coccygeum angeschuldigt [2, 13]. Ein weiterer Ansatz ist der häufig bei Analfissuren festzustellende Sphinkterhypertonus, weshalb die Erkrankung früher auch als Afterkrampf bezeichnet wurde. Ebenfalls nicht geklärt ist, ob es sich hierbei um eine Ursache oder lediglich um eine Folge des starken Schmerzes handelt. Ein Internusspasmus scheint als alleinige Ursache der Fissur auszuscheiden [3, 20]. Zusammenhänge zu Kryptitis, Papillitis und Hämorrhoidalleiden, zu analen Drüsen sowie zu embryonalen Fehlbildungen werden diskutiert [13]. Eine vielgestaltige Genese der Erkrankung ist wahrscheinlich.

Entscheidend für die Entstehung einer „chronischen" Fissur ist der Teufelskreis mit den Faktoren Entzündung – Schmerz – Sphinkterspasmus (Abb. 1).

Die Erkrankung ist durch heftige anale Schmerzen gekennzeichnet, die bei der Defäkation auftreten und bis zu Stunden danach anhalten können. An weiteren Beschwerden werden Brennen, Nässen und Blutungen geklagt. Durch die Defäkationsschmerzen entwickelt sich häufig eine Obstipation.

Die Diagnose wird durch die typische Anamnese und den Inspektionsbefund gestellt (Abb. 2). Bei leichtem Spreizen kann die Fissur gesehen werden, die an ihrem Unterrand oft einen entzündlichen Randwall, die so genannte Vorpostenfalte, aufweist. Zur Differentialdiagnostik empfiehlt sich eine Prokto- und Rektoskopie.

7.2. Bisherige Behandlungsmöglichkeiten

Alle therapeutischen Maßnahmen setzen jeweils an einer Stelle des oben genannten Teufelskreises an. So zielt die konservative Therapie mit entzündungshemmenden und/oder schmerzstillenden Salben, Zäpfchen, Analtampons und Sitzbädern

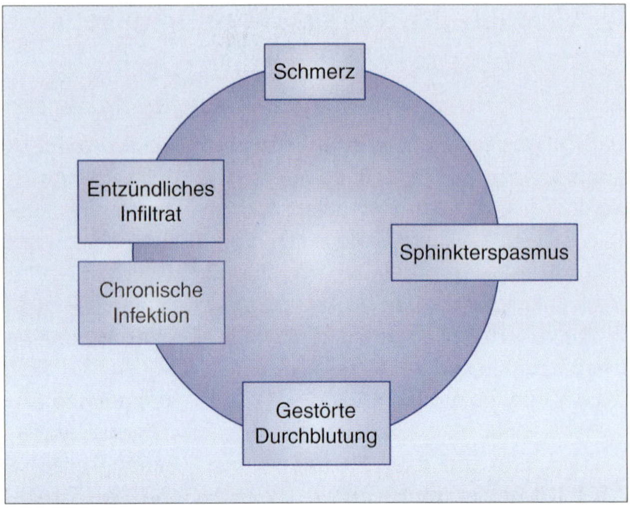

Abb. 1: *Teufelskreis bei der Entstehung einer Analfissur.*

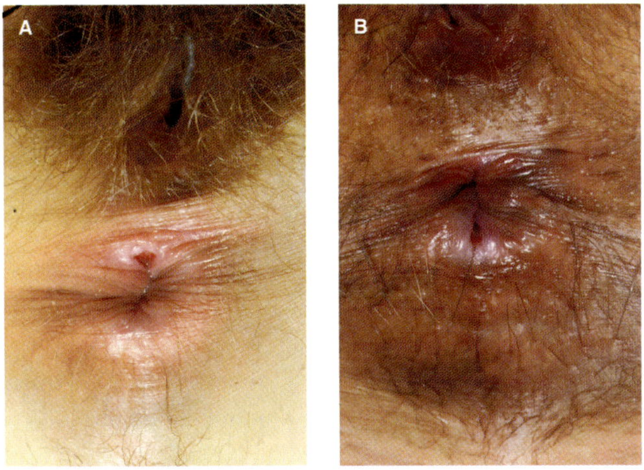

Abb. 2: *Situs Analfissur.* A) Fissur bei 12 Uhr SSL (anterior); B) Fissur bei 6 Uhr SSL (posterior).

vorwiegend auf die Entzündung und den Schmerz (und damit auch auf den Spasmus).

Sinnvoller erscheint die Herabsetzung des Sphinktertonus, die zur Therapie der Analfissur bereits eine lange Tradition hat. So wurden bereits zu Beginn des letzten Jahrhunderts im französischen Sprachraum entsprechende Therapieansätze beschrieben [5, 7, 33].

Heutzutage werden verschiedene medikamentöse Ansätze verfolgt, v.a. die lokale Applikation von Nitrosalben, die zu einer Reduktion des Sphinktertonus führen [6, 24, 32, 35]. Auch der Analdehner findet häufig noch Einsatz, der nicht nur den Analkanal weitet, sondern auch den Tonus reduziert. Bei der übertriebenen Analdehnung, z.B. durch Sperrer oder intraoperativ, wird jedoch der Sphinkter geschädigt.

Bei chronisch unkomplizierten Fissuren wird immer noch die laterale Sphinkterotomie durchgeführt [1, 34]. Die Durchtrennung des inneren Sphinkters führt zu einer Reduktion des Sphinkterspasmus; somit kann die Fissur abheilen. Hierbei ist allerdings auch zu betonen, dass die laterale Sphinkterotomie nicht nur in der Initialphase, sondern auch langfristig mit einer nicht unerheblichen Inkontinenzrate belastet ist, die in vielen Studien deutlich über zehn Prozent liegt [14]. Bei jungen Menschen wird das Kontinenzdefizit häufig noch kompensiert, bei Schädigung der weiteren Kontinenzmechanismen wird der Defekt jedoch zeitlich verzögert symptomatisch.

Bei chronisch komplizierten Fissuren erfolgt eine Fissurexzision mit Entfernung des Ulkus und den Sekundärveränderungen und somit eine Reduktion des Tonus. Früher wurde die Fissurektomie häufig mit einer posterioren Sphinkterotomie kombiniert, was jedoch mittlerweile weitgehend verlassen wurde. Die Fissurektomie ohne Sphinkterotomie erscheint insgesamt der lateralen Sphinkterotomie überlegen [14].

Neben der möglichen Inkontinenz sind die operativen Methoden zusätzlich durch den Eingriff selbst, den stationären Aufenthalt, Schmerzen, mögliche Wundheilungsstörungen und hohe Kosten belastet [14].

7.3. Botulinumtoxin bei der Analfissur

Die erste Injektion von Botulinumtoxin A (BT-A) zur Therapie der Analfissur erfolgte 1990 [17, 18]. Mittlerweile sind weltweit über 10 Studien zur Therapie der Analfissur mit BT-A abgeschlossen, die alle einen vergleichbaren Erfolg erzielten [u.a. 8, 9, 11, 12, 25–29].

Da dem M. sphincter ani internus die maßgebliche Rolle beim Sphinkterhypertonus zufällt, wurde ursprünglich in den M. sphincter ani internus injiziert. Dabei konnte festgestellt werden, dass durch die Diffusion des Toxins eine Parese beider Sphinkteren resultiert. Da der M. sphincter ani externus einfacher zu punktieren ist, ist zu empfehlen, das Toxin in den Externus zu applizieren, auch unter dem Gesichtspunkt, dass sowohl der Internus als auch der Externus zum Sphinkterhypertonus beitragen [21].

Viele andere Arbeitsgruppen injizieren nach wie vor in den Internus [z.B. 11, 25, 26], der jedoch nicht sicher zu punktieren ist. Hierbei besteht eher die Gefahr, dass das Toxin in den intersphinkterischen Spalt gelangt und dann nach kranial diffundiert.

7.3.1. Patientenauswahl. Patienten, bei denen eine BT-A-Therapie erwogen wird, bedürfen zuvor einer gründlichen proktologischen Untersuchung. Insbesondere müssen Fisteln, Abszesse oder eine mögliche Grundkrankheit (z.B. Morbus *Crohn*) ausgeschlossen werden. Eine Injektion sollte erst dann erfolgen, wenn eine Spontanheilung [15] und eine Abheilung unter lokalen Anwendungen abgewartet wurde. Die Spontanheilungsrate darf als wesentlich höher als bisher angenommen eingestuft werden [15]. Die Patienten sollten einen erhöhten Sphinktertonus aufweisen, da das Ziel die Beseitigung des Sphinkterhypertonus ist und sich bei reduziertem Tonus und zusätzlicher Parese der Sphinkteren die hohe Wahrscheinlichkeit einer Stuhlinkontinenz ergibt. Eine Manometrie ist von geringem Nutzen, da die gemessenen Werte aufgrund der Schmerzen meist verfälscht sind.

Relative Kontraindikationen sind Blutgerinnungsstörungen und eine Marcumarisierung sowie komplizierte Fissuren mit Fistelbildung etc.

Die Patienten sollten gründlich aufgeklärt werden über Wirkungen und mögliche unerwünschte Wirkungen. Da es sich um den Einsatz einer zugelassenen Substanz bei einer nicht zugelassenen Indikation handelt, empfiehlt es sich, gründlich aufzuklären und dies zu dokumentieren bzw. einen Aufklärungsbogen unterschreiben zu lassen (s. unten).

7.3.2. Dosierung und Injektionstechnik. Eine Viole BOTOX® kann z.B. mit 4 ml, eine Viole Dysport® mit 2,5 ml isotonischer Kochsalzlösung aufgelöst werden. Die Injektion erfolgt mit einer so genannten Insulinspritze und einer dünnen Nadel (27 G). Es wird etwa 1–2 cm tief in den M. sphincter ani externus lateral und distal der Fissur eingestochen, d.h. bei posteriorer Fissur bei 5 und 7 Uhr, bei einer anterioren Fissur bei 1 und 11 Uhr Steinschnittlage etwas lateral der Linea anocutanea (Abb. 3). Eine zu tiefe Injektion sollte vermieden werden, damit das Toxin nicht in den M. puborectalis diffundiert, was zu einer höheren Inkontinenzrate führen würde.

Pro Injektionsstelle werden 0,1 (2,5 U) bis 0,2 ml (5 U) BOTOX® oder 0,05 (10 U) bis 0,1 ml (20 U) Dysport® injiziert. Bei einer anderen Verdünnung ergeben sich entsprechend differente Volumina.

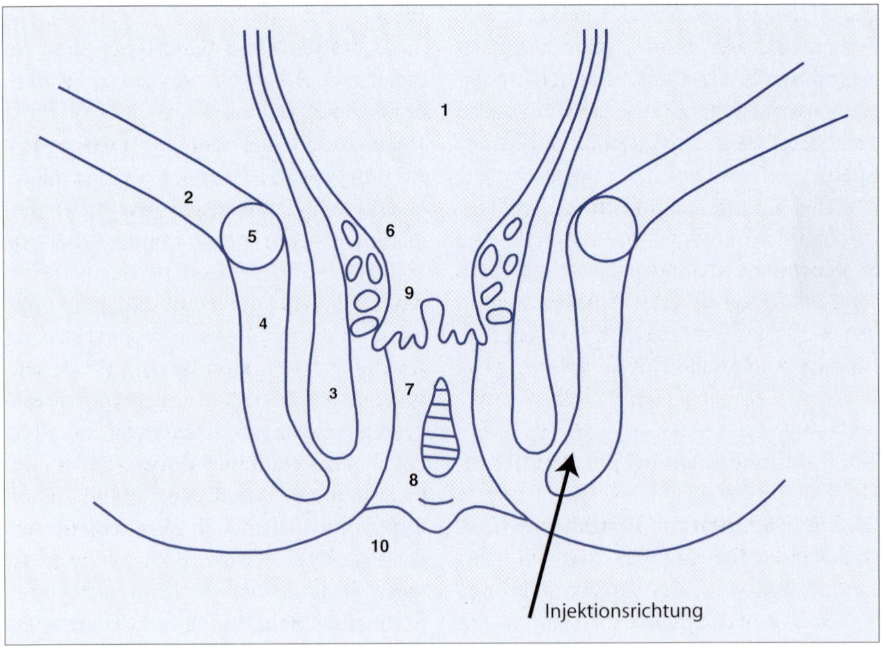

Abb. 3: *Schema der Analfissur und der Injektion.* *1* Rektumampulle; *2* M. levator ani; *3* M. sphincter ani internus; *4* M. sphincter ani externus; *5* M. puborectalis; *6* Corpus cavernosum recti; *7* Linea dentata; *8* Analfissur im Bereich des Anoderms; *9* hypertrophe Papille; *10* Vorpostenfalte.

Für Botulinumtoxin B (NeuroBloc®) und Botulinumtoxin F liegen noch keine Daten vor. Bei Botulinumtoxin B ist mit einer Dosis von ca. 100–250 U pro Injektionsstelle zu rechnen.

Die Dosis hängt vom Muskeltonus ab, d.h. bei sehr hohem Tonus gilt die höhere Dosierung. Eine Lokalanästhesie ist nicht notwendig. Die Injektionstechnik ist sehr einfach und bereits durch eine Hospitation zu erlernen.

Nach der Injektion sind keine speziellen Maßnahmen erforderlich. Wir empfehlen den Patienten lediglich eine ausreichende Analhygiene (Abduschen mit lauwarmem Wasser nach dem Stuhlgang).

Die von einigen Autoren angegebenen höheren Dosen sind unseres Erachtens nicht notwendig, da wir bereits mit der oben genannten Dosis einen ausreichenden Effekt erzielen. Aus einer höheren Dosis resultieren lediglich höhere Kosten und wahrscheinlich unerwünschte Wirkungen. Auch auf eine dritte Injektionsstelle unterhalb der Fissur kann verzichtet werden.

Die Tatsache, dass insbesondere die italienische Arbeitsgruppe bessere Ergebnisse bei der höheren Dosis erzielte [25, 26], könnte eher auf die Patientenrekrutierung zurückzuführen sein (früherer Einschluss). In unseren Studien [8, 14] wurde die Indikation zur Injektion erst dann gestellt, wenn seitens des Proktologen eine Operation empfohlen wurde.

7.3.3. Wirkeintritt – Wirkdauer. Die Wirkung setzt bei den Patienten innerhalb weniger Tage ein, wobei in der Regel der Schmerz am schnellsten nachlässt, häufig bereits innerhalb der ersten beiden Tage. Die Parese ist nach vier bis sieben Tagen maximal ausgeprägt und hält dann für etwa vier Wochen an, danach bildet sich die Parese langsam zurück. Die Patienten sollten darüber informiert werden, dass die Wirkung nicht direkt post injectionem auftritt.

In der Phase der maximalen Wirkung kann eine deutliche Parese und Atrophie der injizierten Sphinkteren gesehen werden. Diese imponiert bei der Inspektion wie ein Trichter, da der M. puborectalis noch kontrahiert.

7.3.4. Unerwünschte Wirkungen. Relevante Nebenwirkungen sind für die oben genannten Dosen nicht zu erwarten. Relevante lokale Hämatome oder ähnliche Nebenwirkungen wurden bislang nicht festgestellt. Infektionen traten bei den weltweit über 300 behandelten und publizierten Patienten nicht auf. In Einzelfällen konnte in der Initialphase eine Perianalthrombose festgestellt [19] werden, bei den letzten 200 Fällen trat diese Störung nicht mehr auf.

Als einzige mögliche unerwünschte Wirkung ist eine anale Inkontinenz zu sehen. Hierüber muss der Patient ausführlich aufgeklärt werden. Die Wahrscheinlichkeit einer analen Inkontinenz nimmt bei reduziertem Tonus zu. Sie ist außerdem höher beim weiblichen Geschlecht, bei höherem Alter und nach mehreren Geburten. Die Inkontinenzrate liegt im eigenen Kollektiv bei der oben genannten Dosis bei unter 5%. Sie hält in der Regel nur kurz an, d.h. maximal zwei Wochen, und ist auf Windinkontinenz und Stuhlschmieren beschränkt. Eine Inkontinenz für festen Stuhl haben wir bisher noch nicht gesehen.

Die Paresen bilden sich wieder komplett zurück. Bei der verwendeten geringen Dosis sind keine systemischen Wirkungen zu erwarten.

7.4. Heilungsergebnisse

Innerhalb der ersten Tage kommt es bereits zu einer deutlichen Schmerzlinderung in etwa drei Viertel der Fälle. Bei den meisten Patienten lässt sich ein deutlich reduzierter Sphinktertonus feststellen. Lediglich in Einzelfällen zeigt sich bei oben genannter Dosierung eine relevante Erniedrigung des Puborektalistonus [14, 22]. Die Abheilungsrate nach einer Ersttherapie liegt bei knapp unter 80% (Tab. 1 und 2). Signifikante klinisch relevante Unterschiede zwischen beiden Substanzen (BOTOX® und Dysport®) zeigten sich nicht (s. Tab. 1 und 2), wobei Untersuchungen mit Botulinumtoxin B (NeuroBloc®) noch ausstehen. In der Literatur werden sogar noch

Tab. 1: Symptome, Verlauf und unerwünschte Wirkungen der behandelten 100 Patienten mit 2-mal 2,5 U BOTOX® [14]

	Nach einer Woche	Nach bzw. innerhalb von 3 Monaten	Nach bzw. innerhalb von 6 Monaten
Schmerzfrei	78/100	82/82	79/79
Reduzierter Sphinktertonus	89/100	0/82	0/79
Reduzierter Tonus des Puborektalis	4/100	0/82	0/79
Erhaltene Kontinenz	93/100	82/82	79/79
Abheilung ohne Operation	–	82/100	79/100
Rezidiv	–	5/100	8/100
Operation	–	18/100	21/100
Unerwünschte Wirkungen	0/100	0/82	0/79

Tab. 2: Ergebnisse und unerwünschte Wirkungen nach einer Dysport®-Injektion [22]: Gruppe 1 erhielt 2-mal 10 U (n=25), Gruppe 2 erhielt 2-mal 20 U (n=25)

Zeitpunkt nach der Dysport®-Injektion	1 Woche		3 Monate	
Dosierung	2-mal 10 U	2-mal 20 U	2-mal 10 U	2-mal 20 U
Abheilung ohne Operation	–	–	19/25	20/25
Rezidiv	–	–	1/25	2/25
Schmerzfreiheit	20/25	21/25	19/19*	20/20*
Reduzierter Sphinktertonus	22/25	25/25	0/19*	0/20*
Reduzierter Puborektalistonus	0/25	3/25	0/19*	0/20*
Passagere Inkontinenz	1/25	3/25	0/19*	0/20*

Tab. 3: Verlaufsdaten der untersuchten Patienten [23] mit Rezidiv (n=30) bzw. inkompletter Abheilung (n=20)

	Rezidivpat., 1 Woche nach BT-A	Rezidivpat., 3 Monate nach BT-A	Therapievers., 1 Woche nach BT-A	Therapievers., 3 Monate nach BT-A
Schmerzfrei	22/30	19/19	19/20	14/14
Reduzierter Tonus	29/30	0/19	17/20	0/14
Reduzierter Puborektalistonus	3/30	0/19	0/20	0/14
Erhaltene Kontinenz	28/30	19/19	14/20	14/14
Unerwünschte Wirkungen	0	0	0	0

höhere Abheilungsraten beschrieben. Im eigenen Kollektiv wurde darauf geachtet, dass Spontanheilungen ausgeschlossen und konservative Therapieversuche ausgeschöpft waren.

Sollte die Ersttherapie nicht zu dem gewünschten Erfolg führen, kann bei Nachlassen der Toxinwirkung eine erneute Injektion erfolgen. Wenn es zu einem Rezidiv kommt, ist ebenfalls eine erneute Injektion anzuraten [23].

In einer Patientengruppe mit Rezidiv wurde innerhalb der ersten Woche in den meisten Fällen (95%) Schmerzfreiheit erreicht. Nach 3 Monaten zeigte sich eine Abheilung in 70% (Tab. 3). Unerwünschte Wirkungen traten nicht auf [23].

Bei den Therapieversagern nach Erstinjektion [23] zeigte sich innerhalb der ersten Woche Schmerzfreiheit in 73,3%. Eine leichtgradige, passagere Inkontinenz war in Einzelfällen (6,7%) zu beobachten. Nach drei Monaten zeigte sich eine Abheilung bei 70% (s. Tab. 3).

Unsere Ergebnisse bestätigen, dass sich sowohl für das Rezidiv als auch für die mangelnde Abheilung ein positiver Therapieeffekt durch eine erneute BT-A-Injektion ergibt.

Vor Fissurektomien ohne Sphinkterotomie kann der Einsatz des Toxins ebenfalls empfohlen werden, um den Tonus zu reduzieren und die Abheilung zu verbessern.

7.5. Vergleich zu Nitropräparaten

Kurz nach den ersten Therapieerfolgen mit BT-A wurden auch positive Erfahrungen bei lokaler Anwendung von Nitropräparaten beschrieben. Mittlerweile wurden viele Studien zu diesem Thema publiziert [u.a. 10, 24, 30]. Der theoretische Ansatz hierfür ist sehr ähnlich der BT-A-Therapie. Diese alternative Methode ist v.a. durch Kopfschmerzen belastet. Der Nachteil gegenüber BT-A ist darin zu sehen, dass die Patienten kontinuierlich, mehrmals täglich über Wochen die Nitrosalbe auftragen müssen. Die meisten Patienten führen die Therapie nur bis zur Schmerzfreiheit durch, danach gerät es in Vergessenheit, die Salbe aufzutragen. Bei BT-A hält die Wirkung nach der Injektion für einige Wochen an. Eine aktive Mitarbeit des Patienten ist nicht erforderlich, systemische Wirkungen treten nicht auf. Eine Vergleichsstudie zeigte eine Überlegenheit des BT-A gegenüber dem Nitropräparat [4]. In einer anderen Vergleichsstudie war die laterale Sphinkterotomie den Nitroglyzerin-Applikationen überlegen [34].

Die Anwendung oraler Nifedipin-Präparate erscheint nicht als sinnvolle Alternative, da hierbei unnötigerweise eine systemische Wirkung in Kauf genommen wird [6].

7.6. Weitere Einsatzmöglichkeiten des Botulinumtoxins

Nach proktologischen Operationen findet sich bei vielen Patienten infolge des Schmerzes ein erhöhter Sphinktertonus. Exemplarisch seien hier Läppchenplastiken bei Fisteln, konventionelle Hämorrhoidektomien und Sphinkterrekonstruktionen genannt. Dieser reflektorisch erhöhte Sphinktertonus führt nun seinerseits häufig zu Wundheilungsstörungen und somit zu verlängertem Krankenhausaufenthalt und höheren Kosten. Gelegentlich werden auch erneute operative Eingriffe notwendig. Eine Lösung des Problems könnte eine passagere Parese der für den erhöhten Tonus verantwortlichen Muskulatur sein. Dieses Ziel lässt sich durch die Injektion von Botulinumtoxin erreichen.

Vor Operationen empfiehlt sich eine zirkuläre Injektion an vier Stellen in den M. sphincter ani externus. Durch Diffusion wird auch der Internus gelähmt. Bei tiefen Injektionen resultiert eine leichtgradige Parese des Puborektalis. Die Dosis ist abhängig von dem erwünschten Paresegrad. Wird eine leicht- bis mäßiggradige Wirkung erwünscht, genügen 4-mal 2,5 U BOTOX® oder alternativ 4-mal 10 U Dysport®. Durch Injektion von 4-mal 5 U BOTOX® oder alternativ 4-mal 20 U Dysport® wird eine deutliche Parese erreicht. Höhere Dosierungen sind nicht sinnvoll, da eine mehrwöchige Inkontinenz die Folge wäre. Sinnvollerweise erfolgt die Injektion präoperativ, da ein ausreichender Wirkungseintritt erst nach wenigen Tagen eintritt. Als Kontraindikation sind Abszesse im Bereich des Injektionsgebiets anzusehen. Bei Blutgerinnungsstörungen und Einnahme von gerinnungshemmenden Medikamenten besteht eine relative Kontraindikation. Die Patienten müssen über eine mögliche, zeitlich limitierte Inkontinenz aufgeklärt werden.

In den letzten drei Jahren wurden durch den Autor mehrere Patienten präoperativ behandelt. Nach bisherigen Erfahrungen geben die Patienten geringere Schmerzen postoperativ an, Wundheilungsstörungen sind seltener und auch die Rezidivrate wird deutlich reduziert. Relevante unerwünschte Wirkungen traten bisher nicht auf. Eine Inkontinenz ist nach unseren Erfahrungen selten, nur für einige Tage bis zwei Wochen und auch nur für Winde und maximal flüssigen Stuhl.

7.7. Nutzen-Risiken-Abwägung

Die Risiken einer BT-A-Injektion sind sehr gering und zeitlich limitiert. Der mögliche Nutzen bei der Analfissur ist einerseits die Abheilung, andererseits die Vermeidung einer Operation und einer möglichen Inkontinenz. Der Sphinkterapparat bleibt erhalten. Somit empfiehlt sich vor jedem operativen Eingriff ein Therapieversuch. Alle Patienten sollten vor einer Operation neben den Risiken über diese alternative Therapieoption aufgeklärt werden.

7.8. Zusammenfassung

Botulinumtoxin hat sich bei vielen Indikationen bereits über etliche Jahre hinweg bewährt. Zur Therapie der Analfissur liegen inzwischen mehrere Studien vor, die eine Abheilung der Fissur bei etwa 80% aller Patienten beschreiben (Tabelle 4). Das Toxin darf als alternative Therapie bei Versagen konservativer Maßnahmen vor einer operativen Therapie gesehen werden. Eine Indikation zur operativen Therapie ist nur bei komplizierten Analfissuren gegeben. Bei einem Rezidiv oder unvollständiger Abheilung empfiehlt sich eine Nachinjektion.

Tabelle 4: Auswahl von Studien mit Botulinumtoxin bei der Analfissur, geordnet nach Fallzahlen

Autor	n	Dosis	Positiver Effekt [%]	Unerwünschte Wirkungen
Jost [14]	100	5-10 U BOTOX®	Heilung in 82% nach 3 Mon., 79% nach 6 Mon.	7-mal leichte Inkontinenz
Fernandez Lopez [8]	76	80 U BOTOX®	Heilung 67%	2-mal Inkontinenz für Winde, 1-mal Hämorrhoidalthrombose
Mínguez [29]	69	10 U 15 U 21 U BOTOX®, Nachinjektion (52, 30, 37%)	26% (10 U) 48% (15 U) 58% (21 U), mit Nachinjektion 83% (10 U) 78% (15 U) 90% (21 U)	1-mal Infektion, 1-mal kleines Hämatom
Maria [25]	57	15 U und 20 U BOTOX®, Nachinjektion möglich	Heilung 43,5% (15 U), 67,6% (20 U)	keine
Jost [22]	50	20 vs. 40 U Dysport®	Heilung in 76% bzw. 80%	3-mal leichte Inkontinenz
Maria [27]	50	40 U BOTOX®	Heilung in 60% bzw. 88%	keine
Gonzales Carro [9]	40	15 U BOTOX®	42,5% nach 3 Mon., 50% nach 6 Mon.	2-mal Inkontinenz für Winde
Brisinda [4]	25	20 U BOTOX®	96%	keine
Maria [26]	15	20 U BOTOX®	Heilung in 53,3% nach 1 Mon., Heilung in 73,3% nach 2 Mon.	keine
Jost [18]	12	5 U BOTOX®	Heilung in 83%	keine
Gui [11]	10	15 U BOTOX®	Heilung in 70%	1-mal leichte Inkontinenz

Literatur

1. **Argov S, Levandovsky O.** Open lateral sphincterotomy is still the best treatment for chronic anal fissure. Am J Surg 2000; 179: 201–202.
2. **Blaisdell PC.** Pathogenesis of anal fissure and implications as to treatment. Surg Gynecol Obstet 1937; 65: 672–677.
3. **Braun J, Raguse T.** Zur pathophysiologischen Rolle des inneren Analsphinkters bei der chronischen Analfissur. Z Gastroenterol 1985; 23: 565–572.
4. **Brisinda G, Maria G, Bentivoglio AR, Cassetta E, Gui D, Albanese A.** A comparison of injections of botulinum toxin and topical nitroglycerin ointment for the treatment of chronic anal fissure. N Engl J Med 1999; 341: 65–69.
5. **Boyer A.** Remarques et observations sur quelques maladies de l'anus. J Compl Dict Sc Med 1818; 2: 24–44.
6. **Cook TA, Humphreys MM, Mortensen McC NJ.** Oral nifedipine reduces resting anal pressure and heals chronic anal fissure. Br J Surg 1999; 86: 1269–1273.
7. **Dupuytren G.** Leçons orales de clinique chirurgale. Paris: Germer Baillière, 1839.
8. **Fernandez Lopez F, Conde Freire R, Rios Rios A, Garcia Iglesias J, Cainzos Fernandez M, Potel Lesquereux J.** Botulinum toxin for the treatment of anal fissure. Dig Surg 1999; 16: 515–518.
9. **Gonzalez Carro P, Perez Roldan F, Legaz Huidobro ML, Ruiz Carrillo F, Pedraza Martin C, Saez Bravo JM.** The treatment of anal fissure with botulinum toxin. Gastroenterol Hepatol 1999; 22: 163–166.
10. **Gorfine SR.** Topical nitroglycerin therapy for anal fissures and ulcers. N Engl J Med 1995; 333: 1156–1157.
11. **Gui D, Caessetta E, Anastasio G, Bentivoglio AR, Maria G, Albanese A.** Botulinum toxin for chronic anal fissure. Lancet 1994; 344: 1127–1128.
12. **Hasler WL.** The expanding spectrum of clinical uses for botulinum toxin: healing of chronic anal fissures. Gastroenterology 1999; 116: 221–223.
13. **Jost WH.** Die Analfissur. Z Allg Med 1990; 66: 652–656.
14. **Jost WH.** One hundred cases of anal fissure treated with botulin toxin: early and long-term results. Dis Colon Rectum 1997; 40: 1029–1032.
15. **Jost WH.** Incidence of anal fissure in nonselected neurological patients. Dis Colon Rectum 1999; 42: 828.
16. **Jost WH, Raulf F, Müller-Lobeck H.** Anal fissures: Results of surgical treatment. Colo-Proctology 1991; 13: 110–113.
17. **Jost WH, Schimrigk K.** Use of botulinum toxin in anal fissure. Dis Colon Rectum 1993; 36: 974.
18. **Jost WH, Schimrigk K.** Therapy of anal fissure using botulin toxin. Dis Colon Rectum 1994; 37: 1321–1324.
19. **Jost WH, Schanne S, Mlitz H, Schimrigk K.** Perianal thrombosis following injection therapy into the external anal sphincter using botulin toxin [letter]. Dis Colon Rectum 1995; 38: 781.
20. **Jost WH, Schimrigk K, Mlitz H.** The riddle of the sphincters in anal fissure (letter). Dis Colon Rectum 1995; 38: 555.
21. **Jost WH, Mlitz H, Kaiser T, Schimrigk K.** The importance of sphincters in anal fissure. Int J Surg Sci 1997; 4: 22–24.
22. **Jost WH, Schrank B.** Chronic anal fissures treated with botulinum toxin injections: a dose-finding study with Dysport®. Colorectal Dis 1999; 1: 26–28.
23. **Jost WH, Schrank B.** Repeat botulin toxin injections in anal fissure: In patients with relapse and after insufficient effect of the first treatment. Dig Dis Sci 1999; 44: 1588–1589.
24. **Loder PB, Kamm MA, Nicholls RJ, Phillips KS.** Reversible chemical sphincterotomy by local application of glyceryl trinitrate. Br J Surg 1994; 81: 1386–1389.
25. **Maria G, Brisinda G, Bentivoglio AR, Cassetta E, Gui D, Albanese A.** Botulinum toxin injections in the internal anal sphincter for the treatment of chronic anal fissures: long-term results after two different dosage regimens. Ann Surg 1998; 228: 664–649.
26. **Maria G, Cassetta E, Gui D, Brisinda G, Bentivoglio AR, Albanese A.** A comparison of botulinum toxin and saline for the treatment of chronic anal fissure. N Engl J Med 1998; 338: 217–220.
27. **Maria G, Brisinda G, Bentivoglio AR, Cassetta E, Gui D, Albanese A.** Influence of botulinum toxin site of injections on healing rate in patients with chronic anal fissure. Am J Surg 2000; 179: 46–50.
28. **Mason PF, Watkins MJG, Hall HS, Hall AW.** The management of chronic fissure-in-ano with botulinum toxin. J R Coll Surg Edinb 1996; 41: 235–238.

29. **Mínguez M, Melo F, Espí A, García-Granero E, Mora F, Lledó S, Benages A.** Therapeutic effects of different doses of botulinum toxin in chronic anal fissure. Dis Colon Rectum. 1999; 42: 1016–1021.
30. **Oettlé W.** Glyceryl trinitrate vs. sphincterotomy for treatment of chronic fissure-in-ano. Dis Colon Rectum 1997; 40: 1318–1320.
31. **Phillips RKS.** Botulinum toxin promoted healing and relieved symptoms of chronic anal fissure. Gut 1998; 43: 601.
32. **Pitt J, Craggs MM, Henry MM, Boulos PB.** Alpha-1-adrenoceptor blockade: potential new treatment for anal fissures. Dis Colon Rectum 2000; 43: 800–803.
33. **Récamier JCA.** Recherches sur le traitement du choléra-morbus. Augmentées d'un premier supplément. Paris: Gabon, 1832.
34. **Richard CS, Gregoire R, Plewes EA et al.** Internal sphincterotomy is superior to topical nitroglycerin in the treatment of chronic anal fissure. Dis Colon Rectum 2000; 43: 1048–1058.
35. **Zielanwoski MM.** Topical ketanserin gel for anal fissure: an open-label, prospective study. Adv Ther 2000; 17: 27–33.

8. Grundlagen der Korrektur von mimisch bedingten Falten

8. Grundlagen der Korrektur von mimisch bedingten Falten

8.1. Botulinumtoxin bei ästhetisch-korrektiven Eingriffen

8.1.1. Mimische Muskulatur und Hautalterung. Hautalterung ist ein häufig verwendetes und erstaunlich wenig präzise definiertes Schlagwort. In der Regel wird damit eine erschlaffte, unregelmäßig pigmentierte und mit sichtbaren Falten durchsetzte Oberfläche der Haut assoziiert, die im Gesicht am deutlichsten ausgeprägt ist.

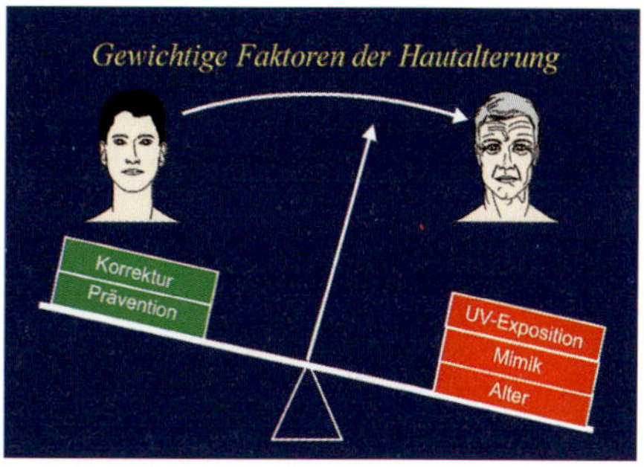

Abb. 1: *Faktoren der Hautalterung (schematische Darstellung).*

Dabei wird der Verlust der elastischen Fasern wie auch des gesamten dermalen Bindegewebes durch den intrinsischen Alterungsprozess und die Exposition mit chronischen Noxen, wie UV-Strahlung [26, 34] und Nikotinabusus [8], vorangetrieben (Abb.1).

Die besondere Prägung der Gesichtsfalten erfolgt jedoch in erster Linie durch die mimische Muskulatur, die eine sich immer wiederholende Fältelung der Gesichtshaut bewirkt. Dadurch wird das Bindegewebe stetig an der gleichen Stelle „geknickt", das heißt mechanisch belastet. Die ausgesprochen starke Bedeutung dieser Muskelaktivität lässt sich klinisch am besten bei Patienten mit halbseitiger Gesichtslähmung beobachten (Abb. 2). Spezifische mimische Muskelaktivitäten der Stirn- und Mundregion wie beispielsweise das Stirnrunzeln, das Zusammenziehen der Augenbrauen oder das Herunterziehen der Mundwinkel hinterlassen mit der Zeit sichtbare Spuren. Redewendungen wie: „vom Leben gezeichnet", „Sorgen- oder

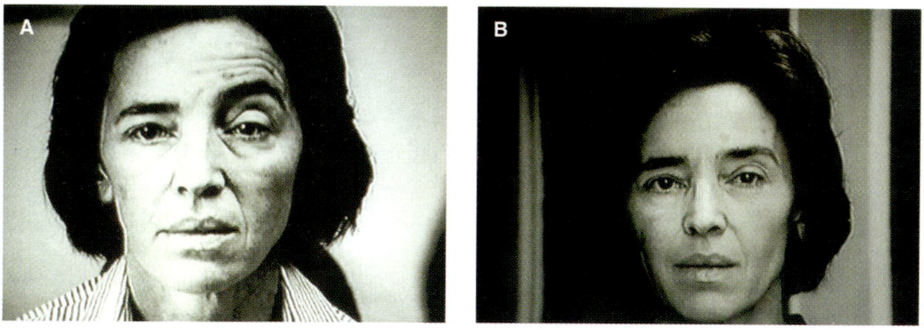

Abb. 2: *Ausprägung mimischer Falten im Halbseitenvergleich.* A) Patientin mit Hemiparese der rechten Gesichtshälfte sowie ausgeprägten mimisch bedingten Falten in der linken Gesichtshälfte.

B) Nach der Behandlung der linken Gesichtshälfte kommt es zu einer nahezu vollständigen Angleichung beider Gesichtshälften. (Freundlicherweise zur Verfügung gestellt von PD Dr. A. Ceballo-Baumann, München.)

Zornesfalten" drücken bereits aus, dass bestimmte Formen unserer Mimik negative Assoziationen hervorrufen können.

> Alter und exogene Noxen bestellen den Acker, auf dem der Pflug der mimischen Muskulatur seine Furchen zieht.

8.1.2. Stellenwert von Botulinumtoxin bei der Korrektur von Mimikfalten. Die Form und Textur des menschlichen Körpers, insbesondere des Gesichts, sind zunehmend durch medizinische Eingriffsmöglichkeiten veränderbar. Damit erweitern sich auch der Erwartungshorizont und das Selbstverständnis in der Gesellschaft gegenüber der ästhetischen Medizin: Während sich viele Patienten für neue medizinische Möglichkeiten zur Korrektur oder Verbesserung ihres Aussehens interessieren, sind nur die wenigsten bereit, wirklich invasive Eingriffe über sich ergehen zu lassen. Vielmehr sind so genannte sanfte Verfahren gefragt, die zwar eine sichtbare (mehr als Plazebo-)Wirkung zeigen, dabei aber möglichst geringe Risiken für die Gesundheit und ebenso geringe Ausfallzeiten für Freizeit und Beruf mit sich bringen.

In diesem Umfeld hat der Einsatz von Botulinumtoxin zur Korrektur mimischer Falten in wenigen Jahren einen ausgesprochen hohen Popularitätsgrad erlangt. Er ist mit keinen nennenswerten Schmerzen verbunden, erfordert nur wenig Zeit, bringt keine Einschränkung in der Nachbehandlungsphase mit sich und gewährt bei alledem ein sehr hohes Maß an Sicherheit. Zudem ist die damit hervorgerufene Wirkung im Laufe einiger Monate stets vollständig reversibel, so dass der Patient keine Angst vor einer therapeutischen Einbahnstraße zu haben braucht, aus der er nicht mehr zu seinem gewohnten Ausgangspunkt zurückkehren könnte. Darüber hinaus bietet sich Botulinumtoxin als Ergänzung korrektiver Eingriffe an der Hautoberfläche, wie Laser-Resurfacing oder „chemical peeling", und für die Kombination mit Füllmaterialien an (s. Kap. 10).

Die Behandlung von mimisch bedingten Gesichtsfalten dient nicht der Heilung einer Krankheit, sie ist eine ärztliche Wahlleistung zur Verbesserung des Aussehens. Zur kritischen Diskussion über kosmetischmotivierte ärztliche Eingriffe sei an dieser Stelle auf einen Essay von E. W. *Ringel* verwiesen [32]. Der Patient, der sich mit der Bitte um Rat und Tat zu ästhetischen Korrekturen an seinen Arzt wendet, erwartet allerdings weder eine moralisierende noch eine schönfärberische Bewertung, sondern in erster Linie eine kompetente Beratung, die auf seine ganz individuellen Bedürfnisse eingeht. Möglichkeiten und Grenzen bei der Erfüllung der geäußerten Patientenwünsche sollten gleichermaßen thematisiert werden.

Hierfür ist neben dem medizinisch-anatomischen Fachwissen (Kap. 8.2) auch ein Verständnis der soziokulturellen Umstände hilfreich, auf deren Boden der Wunsch nach einer ästhetischen Verbesserung entsteht (Kap. 8.3).

8.2. Anatomie der mimischen Muskulatur

8.2.1. Entwicklung und Innervation. Die mimische Muskulatur stammt vom 2. Branchialbogen ab, der bereits bei fünf Wochen alten Embryonen ausgebildet ist. Ursprünglich zweischichtig angelegt, entwickeln sich aus diesem Branchialbogen tiefere Muskeln, wie die Lippen- und Wangenmuskulatur, sowie oberflächliche, wie der M. epicranius.

Die mimischen Muskeln entspringen nur zu einem Teil an Knochen und Aponeurosen, zum anderen Teil an der Lederhaut. Im Gegensatz zu den übrigen Skelettmuskeln sind sie nicht von einer Faszie umschlossen, sondern inserieren oft mit ihren elastischen Sehnen in der Haut des Gesichts, deren Relief sie somit prägen.

Einzelne mimische Muskeln können von Person zu Person stark variieren, was ihre anatomische Ausbildung und ihre funktionelle Verflechtung mit benachbarten Muskeln anbelangt.

Die Gesichtshaut weist regional eine unterschiedliche Dicke und Verschieblichkeit auf. Dies hängt davon ab, wie stark die Lederhaut mit dem Unterhautbindegewebe und der mimischen Muskulatur verbunden ist. So ist z.B. die Lidhaut sehr dünn und mit einer fettfreien Subkutis auf der mimischen Muskulatur stark verschieblich, während die Haut am Kinn dick ist, viel Unterhautfettgewebe führt und mit der mimischen Muskulatur stärker verbunden ist. An den Öffnungen von Auge und Mund bilden mimische Muskeln kreisförmige Sphinkteren. An der Stirn können die flächenhaft ausgebildeten Muskeln am deutlichsten mimisch bedingte Hautfalten aufwerfen. Hauteinsenkungen oder Grübchen entstehen durch Sehneninsertion im Korium.

Mit Ausnahme des M. buccinator haben mimische Muskeln keine eigene Faszie, sodass ihr Perimysium in das subkutane Bindegewebe übergeht. Der gesamte Raum zwischen der Haut und den Gesichtsknochen bildet dadurch eine funktionelle Einheit, in die mimische Muskeln, subkutanes Fett- und Bindegewebe, Gefäße und Nerven eingelagert sind. Entzündungen oder Blutungen finden deshalb in ihrer Ausdehnung nur wenig Grenzen.

Auch bei exakter Punktion des Zielmuskels muss mit einer radiären Ausbreitung von Botulinumtoxin gerechnet werden, da anatomische Abgrenzungen wie Faszien weitgehend fehlen.

Die Innervation der mimischen Muskulatur erfolgt ausschließlich durch den 7. Hirnnerv, den N. facialis. Er tritt durch das Foramen stylomastoideum aus dem Schädel und verläuft mit einer nach vorne und zur Seite gerichteten Biegung zur Parotis, wo er den Plexus parotideus bildet. Am Vorderrand treten die einzelnen versorgenden Äste der N. facialis aus und queren in radiärer Anordnung die mittlere Gesichtsregion.

Die Kaumuskulatur wird, obwohl auch im Gesichtsbereich gelegen, nicht der eigentlichen mimischen Muskulatur zugerechnet. Zu ihr gehören M. temporalis, M. masseter und der M. pterygoideus, die alle durch den 5. Hirnnerv, den N. trigeminus, innerviert werden.

8.2.2. Stirnregion. Die Stirngegend ist anders aufgebaut als der übrige Weichteilmantel des Gesichts, denn hier ist die Haut unverschieblich mit der etwa 6 mm starken Kopfschwarte verbunden. Grundlage der Kopfschwarte ist in dieser Region der Stirnbauch des M. epicranius. Über dem stark gekammerten subkutanen Fettgewebe fehlt das lockere Bindegewebe. Ein Verschiebespalt liegt erst unter der Kopfschwarte, wo lockeres Bindegewebe die Befestigung auf dem Periost vermittelt. So

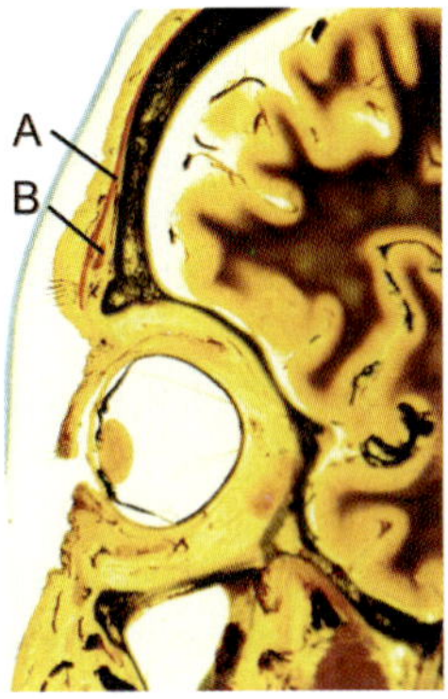

Abb. 3: *Anatomischer Sagittalschnitt: Stirnregion. A* M. occipitofrontalis, Venter frontalis; *B* M. corrugator supercilii. (Freundlicherweise zur Verfügung gestellt von Prof. K. Tiedemann, Heidelberg.)

lässt sich die Stirnhaut nur zusammen mit der Kopfschwarte in Falten legen und auch stärker abheben (Blutungen unter der Kopfschwarte führen zu Beulen). Der Bereich der Kopfschwarte endet vorne am Margo supraorbitalis, seitlich über dem Jochbogen (Abb. 3).

Der größte Teil des *M. epicranius* bildet den *M. occipitofrontalis*. Dieser Muskel reicht vom Nacken bis zu den Augenbrauen und besteht aus zwei Anteilen, die sich antagonisieren. Der *Venter occipitalis* des M. occipitofrontalis entspringt an der Linea nuchae suprema. Die Muskelfasern streben von hinten nach oben und vorn in die Galea aponeurotica, die sie spannen, wodurch eine in Falten gelegte Stirnhaut geglättet wird. Der *Venter frontalis*, sein Gegenspieler, kommt von der Haut der Augenbrauen und Glabella. Er kann nicht nur die Stirn runzeln, sondern auch die Braue und damit das Oberlid anheben. Die Muskelbäuche beider Seiten sind meistens über die Mittellinie hin miteinander vereinigt. Die Innervation erfolgt über die Rr. temporales des N. facialis.

Der *M. corrugator supercilii* (Zusammenzieher der Augenbrauen) entspringt am medialen Orbitarand nahe der Sutura frontomaxillaris. Dieser etwa 4 cm lange, 1 cm breite und kaum 2 mm dicke Muskel liegt unter dem M. orbicularis oculi bzw. unter dem Venter frontalis des M. occipitofrontalis (Abb. 4). Er inseriert lateral über der Orbita und verursacht die beiden senkrechten Falten zwischen den Augenbrauen. Sie vermitteln den Ausdruck von Zornesfalten oder einer Denkerstirn, können aber

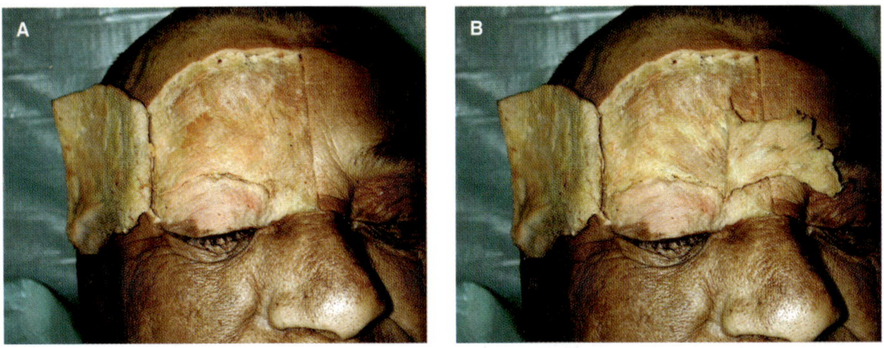

Abb. 4: *Anatomische Präparation der Stirnregion.* A) Nach Entfernen von Haut und subkutanem Fettgewebe stellt sich der Venter frontalis des M. occipitofrontalis als flächige Muskelplatte auf der Stirn dar. B) Nach Präparation des M. occipitofrontalis kommt der darunter liegende M. corrugator zum Vorschein.

auch das Auge vor starkem Lichteinfall schützen. Die Innervation erfolgt durch den R. temporalis des N. facialis.

Der keilförmige *M. procerus* (lang gestreckter Muskel) entspringt median am Nasenrücken und zieht von dort, sich wie ein Gingkoblatt verbreiternd, zur Haut über der Glabella. Seine Muskelfasern durchflechten sich mit denen des Venter frontalis musculi occipitofrontalis. Bei seiner Kontraktion zieht er die Haut der Glabellaregion nasenwärts. Es entsteht eine Querfalte zwischen den Augenbrauenköpfen, die sich im Alter verfestigen kann und einen drohenden Gesichtsausdruck erzeugt. Er wird durch Rr. zygomatici des N. facialis innerviert.

8.2.3. Orbitalregion. Der *M. orbicularis oculi* ist zirkulär um die Lidspalte herum angeordnet. Seine *Pars orbitalis* mit gröberen Muskelfasern geht noch über die Orbita hinaus und verbindet sich mit benachbarten mimischen Muskeln. Sie entspringt vom Lidband, Lig. palpebrale mediale, sowie der Crista lacrimalis. Die flache Muskelplatte überlagert einzelne tiefere Gesichtsmuskeln wie den M. corrugator supercilii, am Oberrand auch den Venter frontalis des M. occipitofrontalis. Die feinfaserige *Pars palpebralis* gehört zum Augenlid und liegt zwischen dem Tarsus und der leicht verschieblichen Unterhaut der Lider. Eine Sonderportion, vom medialen oberen Orbitarand fast senkrecht zur Haut über dem Augenbrauenkopf ziehend, ist als *M. depressor supercilii* (Herabzieher der Augenbraue) separat benannt (Abb. 5 und Tab. 1).

Funktionell ist der M. orbicularis oculi für den Lidschluss bedeutsam sowie, alternierend mit der Kontraktion des Lidhebers, für den Lidschlag, der die Tränenflüssigkeit über dem Augapfel verteilt. Beim Zukneifen der Augen (z.B. in einem Sandsturm) schiebt sich auch die Pars orbitalis mit auf den Lidansatz und im lateralen Augenwinkel wird die Haut zu „Krähenfüßen" gefurcht. Beim Aufreißen der Augen wird die stirnseitige Hälfte der Pars orbitalis durch den Zug des Venter frontalis des M. occipitofrontalis gedehnt; die Stirnhaut legt sich in „Kummerfalten". Ein Funktionsausfall des M. orbicularis oculi, z.B. bei der Fazialisparese, verhindert das Schließen der Augenlider beim Schlaf und bei Lidschlussreflexen durch Lichteinfall, Staubkörnchen etc. Die Innervation erfolgt über die Rr. temporales nervi facialis und lateral und unterhalb der Lidspalte über die Rr. zygomatici.

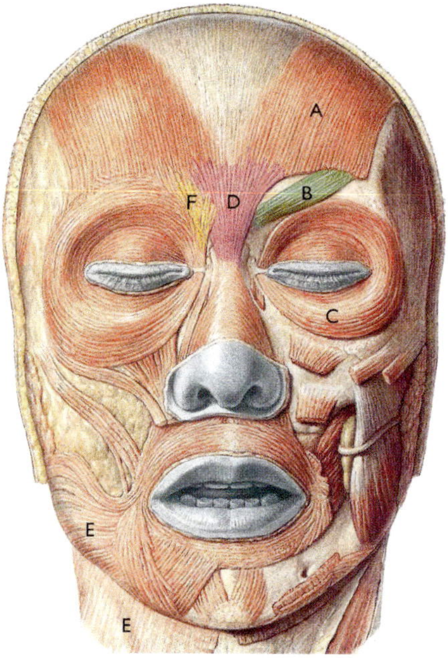

Abb. 5: *Anatomische Skizze der mimischen Muskulatur. A* M. occipitofrontalis, Venter frontalis; *B* M. corrugator supercilii; *C* M. orbicularis oculi; *D* M. procerus; *E* Platysma; *F* M. depressor supercilii. (Ergänzend bzw. in Kombination hierzu siehe Tab.1.)

Tab 1: Anatomie ausgewählter mimischer Gesichtsmuskeln

Muskel (von kranial nach kaudal geordnet)	**Anatomische Lokalisation**	**Funktion**	**Mimikfalten**	**Erwünschte Wirkung nach BT-A-Injektion**	**Mögliche unerwünschte Wirkungen nach BT-A-Injektion**
M. occipitofrontalis	Verläuft von der Linea nuchae suprema in sagittaler Richtung über die Galea aponeurotica zum Os frontalis	Bewegt die Kopfhaut; hebt die Augenbrauen an	Horizontale Stirnfalten	Glättung der Stirn	Augenbrauenptosis
M. procerus	Entspringt im Bereich des Nasenrückens und setzt an der Haut der Glabella an	"Nasenrümpfer", zieht den medialen Teil der Augenbraue nach unten	Querfalte(n) im Glabellabereich und über der Nasenwurzel, Kräuselung des Nasenrückens	Adjuvante Glättung im Glabellabereich, diskrete Anhebung des medialen Anteils der Brauen	
M. corrugator supercilii	Entspringt am Os frontalis in der Mittellinie (Pars nasalis), verläuft nach außen und oben, setzt in der Haut oberhalb der Brauen an	Zieht die Brauen nach innen und unten	"Zornesfalten": Längsfalte(n) im Glabellabereich	Glättung der Glabella, diskrete Verbreiterung des Brauenabstands (offener bzw. entspannter Gesichtsausdruck)	Bei Überdosierung im lateralen Bereich: Lidptosis
M. orbicularis oculi, pars orbicularis	Umgibt sphinkterartig den Orbitarand. Verankerung am processus frontalis maxillae (medialer Augenwinkel) und am ligamentum palpebrale mediale	Zusammenkneifen der Augenlider	"Krähenfüße": seitliche Lachfalten sowie Fältelung des Unterlids	Glättung der lateralen Periorbitalregion Glättung der Unterlidregion, Vergrößerung der Augenrundung	Keratoconjunctivitis sicca, Lidptosis, Ektropium
M. orbicularis oculi, pars palpebralis	Entspringt am Lig. palpebrale mediale und setzt am R. palpebralis lateralis an	Blinzeln, Befeuchten des Auges	Lachfalten, Unterlidfältchen	s. oben	s. oben

Fortsetzung **Tab. 1**

Muskel (von kranial nach kaudal geordnet)	**Anatomische Lokalisation**	**Funktion**	**Mimikfalten**	**Erwünschte Wirkung nach BT-A-Injektion**	**Mögliche unerwünschte Wirkungen nach BT-A-Injektion**
M. orbicularis oris	Zirkulärer Verlauf von horizontalen, vertikalen und obliquen Muskelfasern um den Mund herum. Setzt an der Mundspalte an	Schließen der Lippen, Sprechen, Pfeifen, Essen und Trinken	Oberlippenfalten	Glätten der Oberlippe	Unzureichende Sphinkterfunktion, Schwierigkeiten beim Sprechen (kein artikuliertes "P"), Schwierigkeiten beim Trinken etc.
M. depressor anguli oris	Zieht von der Basis des Unterkiefers zum Mundwinkel (M. orbicularis oris)	Herunterziehen der Mundwinkel	Hängende Mundwinkel	Anheben des Mundwinkels (durch Überwiegen des Antagonisten: M. levator anguli oris)	Schwierigkeiten beim Sprechen, Essen und Trinken. Asymmetrie
M. mentalis	Vom Jugum alveolare des unteren lateralen Schneidezahns zur Kinnhaut ziehend	Hebt und wölbt die Unterlippe vor	Pflastersteinrelief des Kinns	Glättung des Kinns	
Platysma	Von der Mund- und Wangenregion bis zum Angulus der Mandibula, und weiter bis über die 2. Rippe hinaus auf den Thorax erstreckend	Herabziehen der Mundwinkel, Hinaufziehen der Haut des Halses kinnwärts	Truthahnhals und Dekolletéfalten	Glättung des Halses und des Dekolletés	Schluckbeschwerden

Gelegentliche Blutungen nach Injektionen werden insbesondere am lateralen Orbitarand beobachtet. In dieser Region sind venöse Plexus ausgeprägt, deren Verletzung ein Hämatom erzeugen kann.

8.2.4. Perioral- und Kinnregion. Der kreisförmige M. orbiculuaris oris umfasst sphinkterartig die Mundöffnung. Er erlaubt den Lippenschluss sowie die Bewegung der Lippen u.a. beim Sprechen und Pfeifen. Der dreiecksförmige M. depressor anguli oris hat seinen Ursprung an der Mandibula und strahlt mit seiner Spitze in das Fasergeflecht des Mundwinkels. Er ist somit mit dem M. orbicularis oris verbunden. Seine Kontraktion führt zum Herunterziehen des Mundwinkels. Er wird durch den M. levator anguli oris antagonisiert. Der M. mentalis zieht vom Jugum alveolare des unteren lateralen Schneidezahns zur Kinnhaut. Bei Kontraktion entsteht eine typische pflastersteinartige Verformung des Kinns.

8.2.5. Platysma. Das Platysma ist der größte Hautmuskel des Menschen. Sein Kopfteil entspringt in der Mund- und Wangenregion und ist dort mit den kleineren Muskeln des Mundwinkels verflochten. Es überzieht die untere Hälfte der Wange bis zum Angulus der Mandibula, an deren Unterkante es angeheftet ist und somit ein Punctum fixum besitzt. Der Kopfteil setzt sich direkt in einen epifaszial gelegenen Halsteil fort, der sich bis über die 2. Rippe hinaus auf den Thorax erstrecken kann. So kann einerseits der Kopfteil den Mundwinkel seitwärts herabziehen, andererseits der Halsteil die Haut des Halses kinnwärts ziehen (Abb. 6). Dabei entstehen kontraktile Falten am Hals (so genannter Truthahnhals), deren

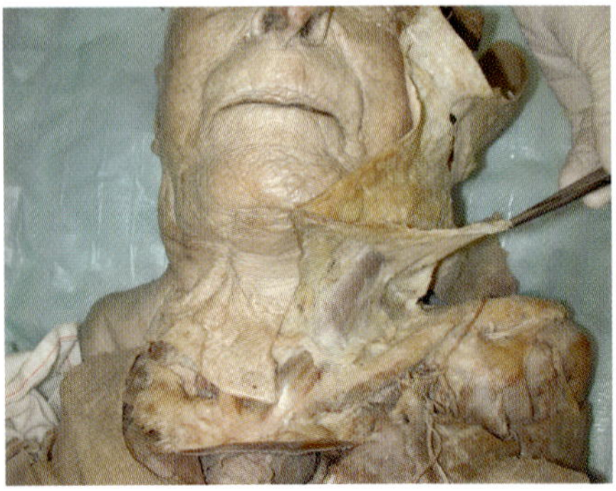

Abb. 6: *Anatomische Präparation der Halsregion.*

muskuläre Grundlage sich während einer Willkürkontraktion palpieren lässt. Durch Kontraktion des kaudal gelegenen Anteils des Platysmas kommt es zu den Dekolletéfalten. Die Innervation des Platysmas erfolgt durch R. colli des N. facialis.

8.3. Soziokulturelle Gewichtung von Mimik und mimischen Falten

8.3.1. Mimik und Emotionen. Das Mienenspiel des Menschen hat einen ausgesprochen hohen Stellenwert für das Zusammenleben der Menschen. Es dominiert die nonverbale Kommunikation und kann einen stärkeren und unmittelbareren Eindruck hinterlassen als die Sprache. Das menschliche Gesicht verfügt über 46 mimische Muskeln, die wie Musiker eines großen Orchesters, zur symphonischen Gestaltung verschiedenster Gefühlsregungen in scheinbar unzähligen Nuancen, Variationen und Überlagerungen in der Lage sind. Dieses mimische Repertoire ermöglicht es uns bereits im Säuglingsalter, Bedürfnisse und Gefühle in Bruchteilen von Sekunden auszudrücken (Abb. 7).

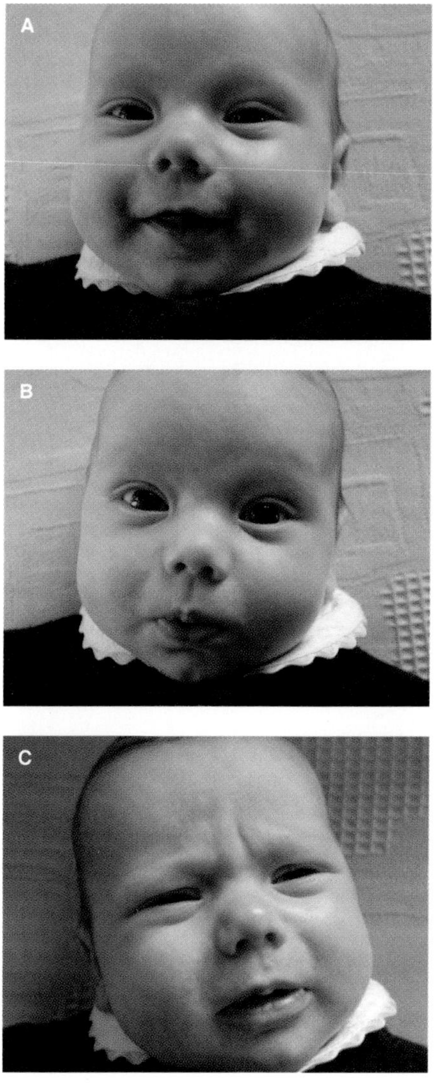

Abb. 7: *Mimisches Repertoire.* Wechselnde Gesichtsmimik eines 3 Monate alten Säuglings. A) Freude, B) Erstaunen, C) Unmut (Wut).

Charles *Darwin* maß der Entstehung und Verfeinerung der mimischen Ausdruckskraft besondere Bedeutung für die Entwicklung des Menschen zu. In seinem 1872 erschienenen Buch mit dem Titel „The Expression of emotions in man and animal" postulierte er, dass die Fähigkeit, mimische Signale zu erzeugen und mit Artgenossen auszutauschen, ein kritischer Überlebensvorteil für die menschliche Spezies darstellte [14, 15].

Im heutigen Jargon der Verhaltensforschung ist die Mimik eine Art „emotionaler Code", der zwischenmenschliche Beziehungen prägt und soziale Funktionen in der Gesellschaft moduliert. Die Entschlüsselung dieses Codes sowie auch die Erforschung seiner gehirnphysiologischen Grundlagen – von der Erzeugung bis zur (Wieder-)Erkennung mimischer Signale – hat gerade in jüngster Zeit wissenschaftliche Beachtung erfahren [4, 5, 17, 25]: Mimik als untrüglicher Schlüssel zur Seele oder aber als täuschende Fata Morgana? Mimik – so eine grundlegende Hypothese – kann sechs einfachen Grundemotionen zugeordnet werden: Freude, Erstaunen, Ekel, Wut, Angst und Trauer. Diese werden, unabhängig von Kultur und Sprache, auf der ganzen Welt in gleicher Weise ausgedrückt und verstanden. Das heißt, ein estnischer Bauer erkennt den wütenden Gesichtsausdruck eines New Yorker Taxifahrers ebenso schnell und eindeutig wie ein tibetanischer Priester, ohne dass sich ihre Wege jemals zuvor gekreuzt hätten.

Mimik basiert auf den sechs Grundemotionen (nach *Ekman* und *Friesen*): Freude, Erstaunen, Ekel, Wut, Angst und Trauer.

Dieses Konzept geht auf die richtungsweisenden Arbeiten von Paul *Ekman* und Wallace *Friesen* zurück, die mit akribischer Analyse ein allgemein anerkanntes Inven-

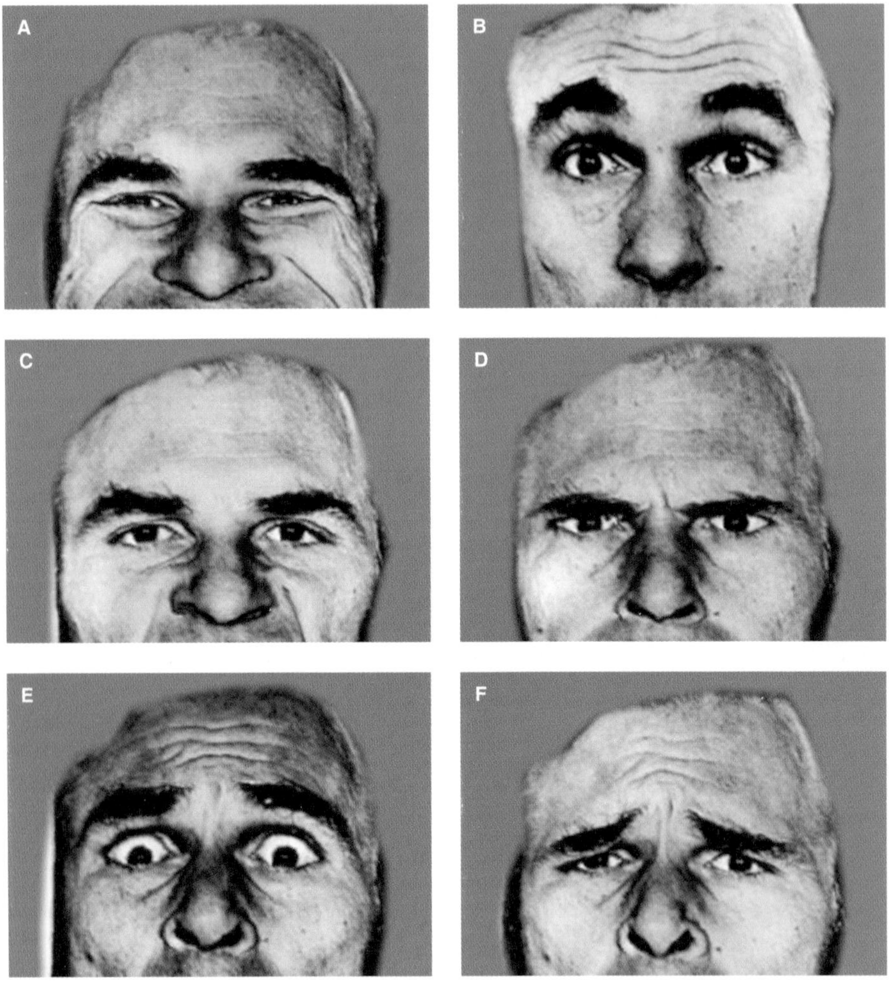

Abb. 8: *Sechs Grundemotionen* (nach Ekman u. Friesen). A) Freude, B) Erstaunen, C) Ekel, D) Wut, E) Angst, F) Traurigkeit.

tar menschlicher Gesichtsausdrücke zusammenstellten [16]. Um ihre Hypothese der sechs Grundemotionen zu beweisen, ließen sie Fotografien von Schauspielern mit typischen Gesichtsausdrücken anfertigen (Abb. 8) und zeigten diese Gesichter Versuchspersonen in verschiedensten Kulturkreisen und sozialen Schichten: Die Wiedererkennung der zugrunde liegenden Emotion lag fast immer über achtzig Prozent [17].

Die Augen- und Stirnpartie ist für sich genommen die ausdrucksstärkste Region im Gesicht. Emotionen können hier genauer als in jedem anderen Segment abgelesen und interpretiert werden. Bemerkenswert dabei ist die dominante Wirkung einzelner mimischer Muskeln, insbesondere der Korrugatoren. Sie bestimmen die Stellung der Augenbrauen (Zusammen- oder Hochziehen) und damit auch die Kräuselung der Stirn, die hierdurch eine starke Signalwirkung entfaltet. Ein Zusammenziehen der Brauen – was durch die Anspannung von M. corrugator und M. procerus erzeugt wird (vgl. Kap. 8.2.2) – findet sich typischerweise ausschließlich in negativ besetzten Grundemotionen wie Trauer, Wut, Angst und Ekel wieder. In vielen neuropsychologischen Untersuchungen wurde namentlich die Aktivität (EMG-Ableitungen) der Korrugator-Muskeln als Parameter definiert und eine signifikant gesteigerte Aktivität bei Depression [9], Wut [23], unangenehmen Eindrücken oder Erlebnissen [22, 27] sowie Ermüdung [2] nachgewiesen.

Stirnfalten, die infolge dieser Muskelaktivität entstehen, werden unwillkürlich als Ausdruck negativer Grundhaltungen gewertet. Patienten mit ausgeprägten Stirnfalten fühlen sich daher oft stigmatisiert. Sie erleben dieses Phänomen mimischer (Fehl-)Interpretation häufig als unangenehm und berichten typischerweise darüber, dass ihre Mitmenschen sie für abweisend oder verärgert halten, obwohl sie sich selbst gar nicht so einschätzen. Selbst von nahe stehenden Personen (Eltern, Freunde oder Lebenspartner), die sie doch eigentlich besser kennen müssten, bekommen Patienten mit Mimikfalten oft Kommentare wie „Schau doch nicht immer so böse“ oder „Was ist los mit dir, du siehst so traurig aus“ zu hören. In vielen Fällen merken die Patienten gar nicht, dass sie fortwährend im Alltag die Stirn runzeln. Nicht selten liegt der negativ erscheinenden Mimik jedoch eine ganz andere, nicht emotional bedingte Ursache zugrunde: z.B. eine nicht optimal korrigierte Kurzsichtigkeit, eine Konzentration erfordernde, mühsame Aufgabe oder ein suboptimaler Arbeitsplatz am Computer. Auch vor diesem Hintergrund sind die Patienten stigmatisiert, sie erscheinen müde, angestrengt oder gar ihren Anforderung nicht gewachsen.

8.3.2. Soziokulturelle Aspekte mimischer Falten. Der Wunsch, jugendlich frisch zu sein und mit einem attraktiven Aussehen auftrumpfen zu können, spiegelt sich in vielen Facetten unserer Gesellschaft wider. Medien, Marketing und Mode nutzen und nähren diesen Wunsch in gigantischen Dimensionen, in dem sie ihre eigenen Interessen geschickt mit der Projektion strahlender (und natürlich faltenfreier) Gesichter verknüpfen. Mitunter werden solche Erscheinungen mit dem Begriff „Jugendlichkeitskult“ versehen und als neumodische und unnatürliche Übertreibungen des „American way of life“ getadelt. Diese Betrachtungsweise wird durch die führende Rolle der USA sowohl bei der Produktion von Schönheitsidolen als auch in der Entwicklung und Ausübung von ästhetisch-korrektiven Verfahren gefördert.

Bei aller kritischen Distanz zu diesem Phänomen darf allerdings nicht vergessen werden, dass die Sehnsucht der Menschen nach Jugendlichkeit und Schönheit nicht erst mit der Verbreitung von Modejournalen und Hollywoodfilmen auf der Bildfläche erschienen ist, sondern seit jeher in unzähligen Formen und Variationen quer durch Epochen und Kulturen bestand und besteht.

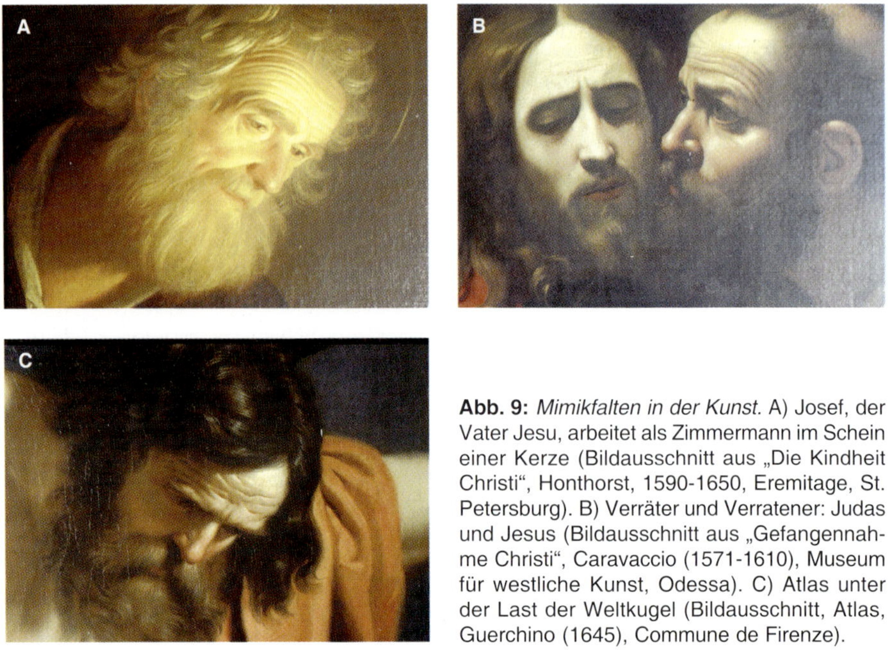

Abb. 9: *Mimikfalten in der Kunst.* A) Josef, der Vater Jesu, arbeitet als Zimmermann im Schein einer Kerze (Bildausschnitt aus „Die Kindheit Christi", Honthorst, 1590-1650, Eremitage, St. Petersburg). B) Verräter und Verratener: Judas und Jesus (Bildausschnitt aus „Gefangennahme Christi", Caravaccio (1571-1610), Museum für westliche Kunst, Odessa). C) Atlas unter der Last der Weltkugel (Bildausschnitt, Atlas, Guerchino (1645), Commune de Firenze).

In den darstellenden Künsten finden sich immer wieder stilisierte Übertreibungen von Makellosigkeit und Glätte des menschlichen Gesichts. Dies gilt sowohl für die Welt entrückter Madonnen wie auch für eher sinnliche Frauengestalten wie Nymphen. Demgegenüber wird häufig mit der Darstellung von Runzeln und Falten ein Kontrapunkt zur Schönheit gesetzt. Dieser dient der Verkörperung spannungsgeladener Gegensätze: Jugend versus Alter, Unschuld versus Durchtriebenheit, Sanftmut versus Bosheit und so weiter.

Natürlich finden sich gealterte Gesichter mit ihren charakteristischen Furchen auf Stirn und Wangen auch als künstlerische Verneigung vor der Würde und Erfahrung des Alters: ein betagter Mönch beispielsweise, eingebettet in die Weisheit seiner Schriften, oder ein ergrauter Meister, vertieft in die fleißige Ausübung seines Handwerks. Viel häufiger und eindringlicher wird allerdings die Darstellung von mimischen Falten ganz bewusst zur Hervorhebung unangenehmer Situationen oder unliebsamer Persönlichkeitsmerkmale eingesetzt. Hierzu gehören nicht nur Trauer, Angst, Ekel und Wut – die oben erwähnten negativen Grundemotionen – sondern auch körperliche Erschöpfung, Schmerz, Schrecken, Niederlage, Sorge, Neid und Hass (Abb. 9). Diese künstlerische Verknüpfung menschlichen Ungemachs mit deutlich hervortretenden Runzeln und Furchen verstärkt bei den Trägern von Mimikfalten verständlicherweise unliebsame Assoziationen, von denen sie gerne befreit werden möchten.

8.4. Patientenaufklärung und Dokumentation

8.4.1. Patientenauswahl. Botulinumtoxin ist die Methode der Wahl zur Behandlung von Mimikfalten im oberen Gesichtsdrittel. Insbesondere jüngere Patienten mit ausgeprägter Neigung zum Stirnrunzeln mit sonst glatter Gesichtshaut sind für die Behandlung geeignet (Abb. 10). Im fortgeschrittenen Alter, bei tiefen Furchen und/oder stark ausgeprägter Elastose der Haut tritt häufig nur eine unvollständige Glättung der Haut ein (Abb. 11), die dann allerdings bei fortgesetzter Therapie sukzessive zunimmt. Gleiches gilt für die Augen- bzw. Lachfältchen: Es können im Allgemeinen sehr gute Ergebnisse erzielt werden, wobei jedoch die vorbestehende Tiefe der Falten das Ergebnis deutlich beeinflusst (Tab. 2). Bei diesen Ausgangssituationen bietet sich vor allem die Kom-

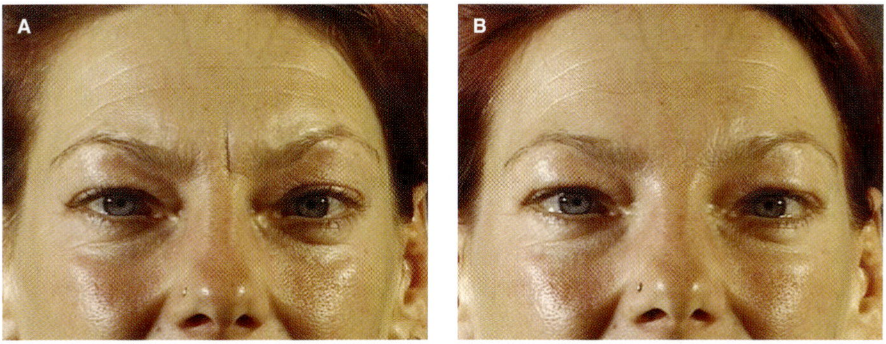

Abb. 10: *Korrektur von Mimikfalten ohne Elastose.* Bei rein mimisch bedingten Falten ohne Elastose der Haut kann meist eine vollständige Glättung erzielt werden. Patientin, 33 Jahre, vor (A) und zwei Wochen nach (B) ihrer Behandlung.

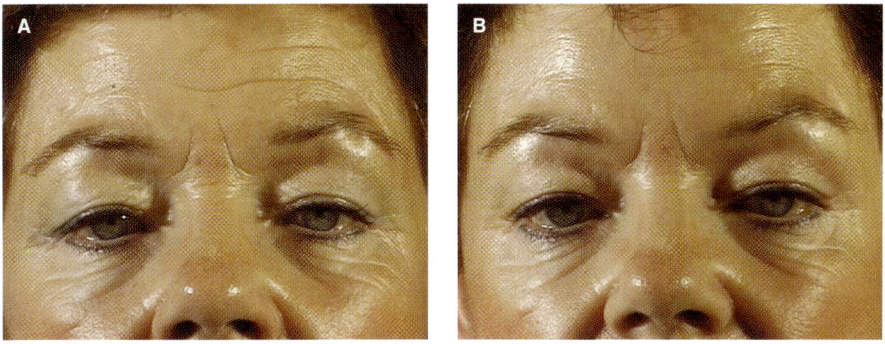

Abb. 11: *Korrektur von Mimikfalten bei zusätzlicher Elastose.* Bei zusätzlicher Elastose der Haut kann durch eine Monotherapie mit BTA oft nur eine Teilglättung erreicht werden. Patientin 56 Jahre, vor (A) und zwei Wochen nach (B) ihrer Behandlung.

Tab. 2: Patientenauswahl

Günstige Voraussetzungen	Ungünstige Voraussetzungen
▶ Mimikfalten im oberen Gesichtsdrittel	▶ Brauentiefstand, Schlupflider
▶ Keine oder nur geringe Elastose	▶ Starke Elastose mit Dermatochalasis
▶ Verständnis des Wirkungsmechanismus	▶ Unvollständige Aufklärung
▶ Realistische Erwartungshaltung	▶ Überzogene Erwartungshaltung

binationstherapie von BT-A mit anderen Verfahren wie das „skin resurfacing" oder die Gewebeaugmentation an (s. Kap. 10). Auch um den Mund wird eher eine Kombinationstherapie favorisiert. Hier sollten BT-A-Injektionen mit besonderer Zurückhaltung und ausschließlich durch einen erfahrenen Anwender durchgeführt werden (s. Kap. 9.7). Zur Behandlung von nasolabialen Falten ist BT-A nicht geeignet.

8.4.2. Definition der Behandlungsziele. Anders als bei der Hyperhidrose oder der Analfissur geht es beim Einsatz von BT-A zur Korrektur von mimischen Falten nicht um die Beseitigung von Beschwerden, sondern um eine Verbesserung der äußerlichen Erscheinung. Mancher Patient mag sich von der Behandlung aber auch weit mehr versprechen (Attraktivität, Beliebtheit, Erfolg) als nur eine Glättung der Gesichtshaut. Wünsche und Erwartungen des Patienten sollten daher ausführlich besprochen werden, wobei der Arzt mit dem Patienten zu klären hat, welche Möglichkeiten realistisch bestehen und welche nicht. Wurde der Patient selbst schon einmal mit BT-A behandelt oder kennt er zumindest jemanden, der behandelt wurde, kann er seine Vorstellungen und Erwartungen sehr viel leichter mitteilen als jemand, der lediglich aus den Medien von einem neuen Mittel gegen Falten vorinformiert wurde.

Ein optimales Behandlungsergebnis basiert nicht allein auf optimaler Technik, sondern auch auf höchstmöglicher Übereinstimmung zwischen Erwartung und Erfüllung dieser Erwartung aus der Sicht des Patienten. Kann aufgrund einer vorbestehenden Elastose keine komplette Glättung der Mimikfalten erwartet werden, sollte dies explizit im Vorfeld schon angesprochen werden. Auch ergänzende Therapien (s. Kap. 10) und Alternativen sollten besprochen werden. Ein Spiegel und/oder Fotos des Patienten sind stets hilfreich („Ein Bild spricht mehr als tausend Worte"), um gemeinsam die Erwartungen des Patienten herauszufinden. Der Arzt sollte dabei eine beratende Rolle einnehmen.

Definition der Behandlungsziele
(mit Spiegel)

- Was erwartet sich der Patient von der Behandlung?
- Welche Falten im Gesicht stören am meisten, welche überhaupt nicht?
- Wurden schon früher ästhetisch-korrektive Eingriffe durchgeführt?
- Wird eine vollständige oder nur teilweise Paralyse der betroffenen Muskeln gewünscht?
- Sind andere Verfahren zur Faltenkorrektur geplant?
- Ist bereits vor Behandlung eine (leichte) Asymmetrie vorhanden?
- Wenn ja: Soll diese korrigiert werden?

8.4.3. Aufklärungsgespräch und schriftliches Einverständnis. Neben der Definition der Behandlungsziele sollten auch mögliche Nebenwirkungen in einem persönlichen Gespräch behandelt werden: Ein Merkblatt kann hierbei hilfreich sein (s. Anhang), ist aber alleine nicht ausreichend.

Mögliche unerwünschte Wirkungen

- *Injektionsbedingt:* Brennen, Hämatom, Kopfschmerz
- *Toxinbedingt:* passagere vollständige oder teilweise Paralyse angrenzender Muskeln, Asymmetrie

Injektionsbedingte Nebenwirkungen wie Brennen, Hämatom oder Kopfschmerzen bilden sich in der Regel innerhalb weniger Tage zurück. Insbesondere im lateralen Orbitabereich ist aufgrund des weit verzweigten venösen Plexus häufig mit sichtbaren kleineren Hämatomen zu rechnen. Der Patient sollte namentlich darauf hingewiesen werden, dass gerinnungshemmende Medikamente (selbst bei einmaliger Einnahme von Acetylsalicylsäure) die Neigung zu kleinen Hauteinblutungen sichtbar steigern können.

Botulinumtoxin-bedingte unerwünschte Wirkungen basieren in der Regel auf einer zu starken Parese der Zielmuskeln oder einer ungewollten Parese angrenzender Muskeln.

- Im Stirnbereich kann nach Behandlung des M. frontalis eine Abflachung oder Absenkung der Augenbrauen auftreten (Augenbrauenptosis).
- Bei Injektionspunkten in Nähe der Augenbraue kann durch Diffusion zum M. levator palpebrae eine Ptosis auftreten (Lidptosis). Es empfiehlt sich daher die Einhaltung eines Mindestabstandes von 1,5 cm im mittleren Anteil der Augenbraue sowie eine Minimierung des Injektionsvolumens. Das maximale Injektionsvolumen je Punkt sollte nicht mehr als 0,1 ml betragen.
- Funktionseinschränkungen im Unterlidbereich können zu vorübergehendem unvollständigem Lidschluss und Augentränen führen.
- Bei Injektionen in Augennähe kann es in seltenen Fällen durch Befall der Augenmuskeln zum Sehen von Doppelbildern kommen.
- Im Lippenbereich kann eine Beeinträchtigung beim Trinken, Pfeifen, Sprechen („P" und „B"), Küssen etc. auftreten.
- Nach Injektionen höherer Dosen in das Platysma können Schluckbeschwerden auftreten.
- In sämtlichen Lokalisationen kann sich bei ungleicher Verteilung und/ oder Diffusion ein asymmetrisches Behandlungsergebnis einstellen, das in der Regel eine behutsame Korrekturbehandlung erfordert.

Weitere Ausführungen zu unerwünschten Wirkungen und deren Vermeidung finden sich in Kap. 9, jeweils nach Regionen geordnet. Alle bislang beobachteten Botulinumtoxin-spezifischen Nebenwirkungen sind vollständig reversibel. Sie benötigen dosisabhängig zwei bis sechs Wochen, in seltenen Fällen auch länger bis zur Rückbildung. Damit bietet die Anwendung von Botulinumtoxin einen hohen Sicherheitsvorteil gegenüber anderen ästhetisch-dermatologischen Eingriffen. Jedoch sollte nicht vergessen werden, dass auch reversible Funktionsausfälle zu einer starken Beeinträchtigung führen können. Ursache

Tab. 3: Checkliste Dokumentation

- Individuelles Aufklärungsgespräch erfolgt
- Individuelle Besonderheiten (z.B. Asymmetrien)
- Schriftliches Einverständnis des Patienten
- Foto vorher
- Behandlungsdatum
- Präparat, Chargennummer und Verdünnung
- Injektionspunkte mit jeweiliger Dosis
- Gesamtdosis
- Wiedervorstellungstermin (nach 1-2 Wochen, mit Foto)

solcher Nebenwirkungen sind meist eine unvorsichtige Dosisauswahl bzw. eine fehlerhafte Platzierung der gewählten Dosis.

8.4.4. Dokumentation. Inhalt der Aufklärung sowie das Einverständnis des Patienten zur geplanten Behandlung sollten stets schriftlich dokumentiert werden. Datum der Behandlung sowie Verteilung der Injektionen einschließlich Dosisangaben und Chargen-Kennung sollte auf einer möglichst genauen Skizze festgehalten werden (s. Tab. 3 sowie Anhang). Vor und ein bis zwei Wochen nach der Behandlung ist eine exakte Fotodokumentation zu empfehlen.

Eine sorgfältige Bilddokumentation dient nicht nur einer rechtlichen Absicherung, sondern vielmehr einer exakten Erfassung des erzielten Behandlungserfolges. Für den behandelten Arzt bietet ein direkter Vorher-nachher-Vergleich eine ideale Kontrollmöglichkeit zur Wiederholung oder auch Verbesserung seiner Injektionsdosis und -punkte. Darüber hinaus „vergessen“ manche Patienten mitunter nach einigen Wochen, wie stark ihre Falten vor der Behandlung ausgeprägt waren. Auch hier leisten Fotos unschätzbare Dienste im Sinne einer anschaulichen Kommunikationshilfe zwischen Arzt und Patient.

Tab. 4: Fotodokumentation

Patient abgeschminkt, ohne Schmuck, Haare aus der Stirn (z.B. durch Haarklammern bzw. OP-Hauben)

Einheitliche Beleuchtung:

- nicht von vorne, da kein Faltenrelief erkennbar
- möglichst von beiden Seiten

Einheitliche Farberfassung

- gleicher Film bei konventioneller Fotografie (Hersteller und ASA-Ziffer)
- konstanter Wert für Weißabgleich bei Digitalfotografie

Einheitliche Bildeinstellung

- Abstand zur Kamera
- Linse/Zoomeinstellung
- Kopfposition

Standardisierter Bildausschnitt und Inhalt:

- z.B. Kinn - Haaransatz
- Muskeln angespannt/entspannt

Standardisierte Bildinformation

- Patientendaten
- Datum der Aufnahme
- Vor/nach Behandlung
- Kombination mit anderer Therapie

Die Aufnahmen können – je nach Vorkenntnissen und bereits vorhandener Ausstattung – mit einer konventionellen oder mit einer digitalen Fotoausrüstung ausgeführt werden. Auf einen frontalen Blitz sollte verzichtet werden, da dieser das Faltenrelief vermindert (Abb. 12). Entscheidend ist, dass vom Bildausschnitt und der Bildqualität her die Vorher-nachher-Aufnahmen möglichst gut vergleichbar sind (Tab. 4) und zuordnungsfehlerfrei archiviert werden.

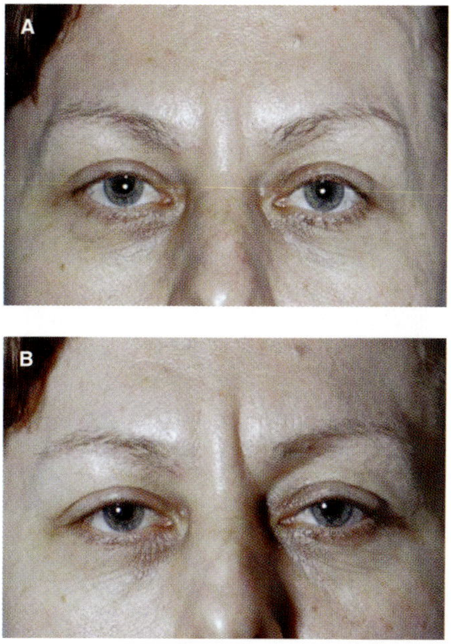

Abb.12: *Beleuchtung und Hautrelief.* A) Patientin mit frontaler Beleuchtung; B) dieselbe Patientin mit seitlicher Beleuchtung.

8.5. Mythen zur Anwendung

Obwohl BT-A seit einigen Jahren im Bereich der ästhetischen Dermatologie angewendet wird, gibt es bislang nur wenige klinisch kontrollierte Studie zu diesem Indikationsgebiet [10, 24]. Auch wenn die vorliegenden Studien keinen Zweifel zur Wirksamkeit von BT-A erkennen lassen, begünstigt jedoch das Überwiegen von Fallserien und Expertenberichten [3, 6, 7, 11, 12, 13, 18, 19, 30, 33, 36] die Entstehung von Mythen.

Mythen haben einen gewissen Unterhaltungswert – insbesondere dann, wenn sie sich widersprechen. Sie können beruhigen (Vorgabe von Regeln), aber auch Ängste erzeugen (Gefahren einer Behandlung). Mythen, die Ängste erzeugen, können die Anwendung des Toxins verhindern, obwohl die Indikation dazu gegeben wäre. Beispielsweise könnte eine alleinige Behandlung mit Füllmaterialien der alleinigen oder Kombinationsbehandlung mit BT-A vorgezogen werden.

Mythen stellen einen natürlichen Gegenpol zur evidenzbasierten Medizin dar. Wichtig ist es, Mythen von Evidenz zu unterscheiden. Deshalb sollten Aussagen zur Toxizität, zu Nebenwirkungen und Art der Anwendung von BT-A immer auf ihre Grundlage überprüft werden.

Vor allem zur Anwendung von BT-A finden sich verschiedene Mythen. Hierzu gehört in erster Linie der „ideale" Injektionspunkt. Die Suche nach idealen oder optimalen Injektionsschemata spiegelt sich in unterschiedlichen Skizzen wider, die von verschiedenen Autoren insbesondere mit Bezug auf die Glabellaregion beschrieben wurden. Diese Schemata unterscheiden sich durch Lokalisation und Anzahl der Injektionspunkte. Die einzigen Punkte, die einigermaßen konstant sind, sind die Punkte, die der Behandlung der Mm. corrugatores und des M. procerus dienen. Die übrigen sind symmetrisch, jedoch in unterschiedlicher Entfernung zu den Injektionspunkten der Mm. corrugatores auf den M. occipitofrontalis verteilt. Die Anzahl der Injektionspunkte schwankt von zwei bis vier [19, 31], fünf [1, 10, 20, 21], sieben [28] bis zu acht bis zehn [36].

Welches Injektionsschema ist nun das beste? Um diese Frage beantworten zu können, bräuchte es eine klinisch kontrollierte Studie, die die verschiedenen Injektionsschemata bei gleicher Dosierung und injiziertem Volumen am besten doppelblind vergleichen würde. Hierzu noch eine grundsätzliche Bemerkung: Was sollen die Injektionen mit BT-A bewirken? Eine Paralyse der für die Faltenbildung verantwortlichen Muskeln. Diese Muskeln sind jedoch nicht punktuell angeordnet, sondern flächig aufgebaut (s. Kap. 8.2). Entscheidend ist, dass die iatrogen erzeugte Muskellähmung im gewünschten Ausmaß und symmetrisch erzeugt wird. Ob die Punkte nun mehr oder weniger kranial oder lateral liegen, ist zweitrangig. Auch die Orientierung am Hautrelief, d.h. ob in den Faltenbauch oder die Falte selbst injiziert wird, ist unerheblich. Nur die resultierende Gesamtwirkung auf die Muskelaktivität und damit die verbleibende Mimik ist von Bedeutung.

Von einigen Anwendern aus dem neurologischen Fachbereich wird der Einsatz eines Elektromyogramms (EMG) zur Orientierung der Injektionspunkte favorisiert [7, 24]. Ein messbarer bzw. objektivierbarer Vorteil dieser sehr viel aufwendigeren und auch schmerzhafteren Prozedur gegenüber einer Injektion gemäß Beobachtung und Tastbefund wurde allerdings bislang nicht dargestellt.

Auch zur Lagerung der Patienten sowie zur Empfehlung einer vermehrten bzw. verminderten Muskelaktivität nach Behandlung finden sich weitere – hier sich sogar widersprechende – Expertenmeinungen. Nach *Carruthers* et al. [13] und *Fulton* et al. [19] ist die sitzende Position nach der Injektion besser als die liegende. Nach *Fulton* et al. [19] sollte der Patient nach der Injektion vier Stunden lang nicht liegen. In derselben Arbeit wird auch vorgeschlagen, dass der Patient eine Stunde lang nach der Injektion alle 15 Minuten die Muskeln anspannen sollte. Nach *Carruthers* et al. [12] muss das Toxin vorsichtig einmassiert werden. *Fulton* et al. [19] hingegen widersprechen. Die injizierten Muskeln dürfen nicht massiert werden.

Mythen (wissenschaftlich nicht belegte Vermutungen) zur Anwendung von BT-A:

- Es gibt ein universell-verbindliches (optimales) Injektionsschema
- Der Patient muss unbedingt sitzen, liegen oder stehen
- Der Patient muss unbedingt die behandelten Muskeln anspannen
- Der Patient muss die behandelten Muskeln massieren

Klinisch kontrollierte Studien finden sich zu all diesen Fragestellungen nicht und werden sich auch aller Voraussicht nach nie finden. Woran liegt dies? Um dies zu verdeutlichen, kann eine einfache Fallzahlberechnung, wie sie für die Planung von klinisch kontrollierten Studien verwendet wird, hinzugezogen werden [35]. Die Wirksamkeit von BT-A in der geeigneten Dosierung kann, wenn man Vorstudien zu Rate nimmt, mit 90% angenommen werden [29]. Bei einem postulierten Plazeboeffekt von 5% bräuchte man für eine Wirksamkeitsstudie je 9 Patienten pro Untersuchungsgruppe. Um nun zu untersuchen, ob sich die Wirksamkeit um weitere 5% erhöhen würde, wenn man das Toxin einmassiert bzw. die behandelten Muskeln alle 15 Minuten kontrahiert, bräuchte man dagegen 796 Patienten pro Untersuchungsgruppe. Diese Zahl liegt außerhalb des Rahmens der meisten klinisch kontrollierten Studien.

Es ist nicht auszuschließen, dass sich auch in diesem Buch der eine oder andere Mythos verbirgt. Dies wird sich nie ganz vermeiden lassen. Wichtig ist jedoch, Meinungen oder Vermutungen von evidenzbasierten Aussagen unterscheiden zu können.

Literatur

1. **Ahn MS, Catten M, Maas CS.** Temporal brow lift using botulinum toxin A. Plast Reconstr Surg 2000; 105: 1129–1135.
2. **Ahsberg E, Gamberale F, Gustafsson K.** Perceived fatigue after mental work: an experimental evaluation of a fatigue inventory. Ergonomics 2000; 43: 252–268.
3. **Ascher B, Klap P, Marion MH, Chanteloub F.** Botulinum toxin in the treatment of fronto-glabellar and periorbital wrinkles. An initial study. Ann Chir Plast Esthet 1995; 40: 67–76.
4. **Asthana HS, Mandal MK.** Visual-field bias in the judgment of facial expression of emotion. J Gen Psychol 2001; 128: 21–29.
5. **Baird AA, Gruber SA, Fein DA et al.** Functional magnetic resonance imaging of facial affect recognition in children and adolescents. J Am Acad Child Adolesc Psychiatry 1999; 38: 195–199.
6. **Bergfeld WF.** The aging skin. Int J Fertil Women Med 1997; 42: 57–66.
7. **Blitzer A, Binder WJ, Aviv JE, Keen MS, Brin MF.** The management of hyperfunctional facial lines with botulinum toxin. A collaborative study of 210 injection sites in 162 patients. Arch Otolaryngol Head Neck Surg 1997; 123: 389–392.
8. **Boyd AS, Stasko T, King LE, Jr., Cameron GS, Pearse AD, Gaskell SA.** Cigarette smoking-associated elastotic changes in the skin. J Am Acad Dermatol 1999; 41: 23–26.
9. **Carney RM, Hong BA, O'Connell MF, Amado H.** Facial electromyography as a predictor of treatment outcome in depression. Br J Psychiatry 1981; 138: 485–489.
10. **Carruthers A.** A multicenter, double-blind, randomized, placebo-controlled, parallel study of the safety and efficiacy of botulinum toxin type A (BOTOX) in subjects with glabellar lines. Presention at the American Academy of Dermatology. New Orleans, March 2000.
11. **Carruthers JD, Carruthers JA.** Treatment of glabellar frown lines with C. botulinum-A exotoxin. J Dermatol Surg Oncol 1992; 18: 17–21.
12. **Carruthers A, A. CJD.** Botulinum toxin in the treatment of glabellar frown lines and other facial wrinkles. New York: Marcel Dekker, 1994.
13. **Carruthers A, Kiene K, Carruthers J.** Botulinum A exotoxin use in clinical dermatology. J Am Acad Dermatol 1996; 34: 788–797.
14. **Darwin C.** The expression of the emotions in man and animals. London: John Murray, 1872.
15. **Darwin C.** The expression of the emotions in man and animals, with an introduction, afterword and commentaries by P. Ekman. London: Oxford University Press, 1998.
16. **Ekman P, Friesen WV.** Pictures of facial affect. Palo Alto (CA): Consulting Psychologists Press, 1975.
17. **Ekman P, Rosenberg EL.** What the face reveals: Basic and applied studies of spontaneous expression using the Facial Action Coding System (FACS). New York: Oxford University Press, 1998.
18. **Feller G, Bayerl C, Jung EG, Rzany B.** Korrektur der dynamischen Gesichtsfalten mit Botulinumtoxin A (Dysport): eine Pilotstudie. Act Dermatol 2000; 26: 65–69.
19. **Fulton JE.** Botulinum toxin. The Newport Beach experience. Dermatol Surg 1998; 24: 1219–1224.
20. **Garcia A, Fulton J.** Cosmetic denervation of the muscles of facial expression with botulinum toxin. A dose-response study. Dermatol Surg 1996; 22: 39–43.
21. **Heckmann M, Schön-Hupka G.** Quantification of botulinum toxin-A efficacy by digital image analysis. J Am Acad Dermatol 2001: in press.
22. **Jackson DC, Malmstadt JR, Larson CL, Davidson RJ.** Suppression and enhancement of emotional responses to unpleasant pictures. Psychophysiology 2000; 37: 515–522.

23. **Jancke L.** Facial EMG in an anger-provoking situation: individual differences in directing anger outwards or inwards. Int J Psychophysiol 1996; 23: 207–214.
24. **Keen M, Blitzer A, Aviv J, Binder W, Prystowsky J, Smith H, Brin M.** Botulinum toxin A for hyperkinetic facial lines: results of a double-blind, placebo-controlled study. Plast Reconstr Surg 1994; 94: 94–99.
25. **Kesler-West ML, Andersen AH, Smith CD, Avison MJ et al.** Neural substrates of facial emotion processing using fMRI. Brain Res Cogn Brain Res 2001; 11: 213–226.
26. **Kligman LH, Akin FJ, Kligman AM.** The contribution of UVA and UVB to connective tissue damage in hairless mice. J Invest Dermatol 1985; 84: 272–276.
27. **Kring AM, Kerr SL, Earnst KS.** Schizophrenic patients show facial reactions to emotional facial expressions. Psychophysiology 1999; 36: 186–192.
28. **Le Louarn C.** [Botulinum toxin and facial wrinkles: a new injection procedure]. Ann Chir Plast Esthet 1998; 43: 526–533.
29. **Lowe NJ, Maxwell A, Harper H.** Botulinum-A exotoxin for glabellar folds: a double blind, placebo controlled study with an electromyographic injection technique. J Am Acad Dermatol 1996; 35: 569–572.
30. **Matarasso A, Matarasso SL, Brandt FS, Bellman B.** Botulinum A exotoxin for the management of platysma bands. Plast Reconstr Surg 1999; 103: 645–652.
31. **Regis G.** Utilisation de la toxine botulique dans les rides déxpression avec BOTOX. J Med Esth Chir Derm 1998; 25: 31–33.
32. **Ringel EW.** The morality of cosmetic surgery for aging. Arch Dermatol 1998; 134: 427–431.
33. **Rzany B, Feller G.** Korrektur mimischer Falten Botulinumtoxin A (Dysport). Kosmetische Medizin 2000; 3: 136–142.
34. **Scharffetter K, Wlaschek M, Hogg A et al.** UV-A irradiation induces collagenase in human dermal fibroblasts in vitro and in vivo. Arch Dermatol Res 1991; 283: 506–511.
35. **Weiß C.** Statistische Tests. In: Weiß C (ed) Basiswissen Medizinische Statistik. Heidelberg, Berlin, New York, Tokyo: Springer, 1999: 201–208.
36. **Wiest LG.** BOTOX für Falten: Wann, Wie, Wo? Kosmetische Medizin 1998; 19: 82–83.

9. Korrektur von mimisch bedingten Falten – Praktische Durchführung

9. Korrektur von mimisch bedingten Falten – Praktische Durchführung

Die Injektion mit BT-A sollte in einem hellen Eingriffsraum mit Liege durchgeführt werden. OP-Bedingungen sind nicht notwendig. Da viele Patienten etwas ängstlich sind, wenn sie erstmals mit BT-A behandelt werden, ist eine liegende Position des Patienten zu bevorzugen. Dabei sollte der Oberkörper leicht angehoben auf der Behandlungsliege ruhen. Nur bei der Behandlung der Platysmafalten ist eine sitzende Position günstiger, da die Injektionen in die gespannten Muskelstränge erfolgen und im Sitzen der Patient seine Platysmabänder besser anspannen kann.

Allgemeine Voraussetzungen

- Konventioneller bzw. digitaler Fotoapparat
- Heller Eingriffsraum
- Liege mit verstellbarer Rückenlehne
- Einmalhandschuhe
- Hautdesinfektionsmittel (z.B. Octenisept®-Spray)
- Markierungsstift (abwaschbar, z.B. Kajalstift, Nagelweißstift)
- Botulinumtoxin A
- Sterile 0,9% NaCl-Lösung
- 5-ml-Spritzen
- 21-Gauge-Kanüle oder größer
- Spritzen mit mindestens 0,01 ml Skalierung (1 ml, 0,5 ml oder 0,3 ml)
- 30-Gauge-Kanülen (größere Kanülen sind nicht zu empfehlen)

Nach Desinfektion der Haut (z.B. Octenisept®-Spray) können die Injektionspunkte mit einem abwaschbaren Stift (z.B. Kajalstift, Nagelweißstift) auf die Haut aufgetragen werden. Dies erleichtert die Injektion für den Anfänger (symmetrische Verteilung der Punkte) und ist auch für erfahrene Anwender z.B. im Bereich des Platysmas hilfreich. OP-Stifte oder nichtwasserlösliche Marker sollten nicht verwendet werden, da der Patient hier mehr Zeit mit dem Entfernen der Punkte verbringt als die Behandlung selbst erfordert.

Die Injektion von BT-A erfolgt mit einer 30-Gauge Kanüle (Abb. 1). Je feiner die Kanüle desto „sanfter“ der Einstich, der Unterschied zu einer 27-Gauge-Kanüle ist deutlich spürbar. Bei den Falten der Glabella (M. procerus und Mm. corrugatores) wird die Nadel vorzugsweise im 90°-Winkel in den Muskel gesetzt (Abb. 2). Hierbei wird die Nadel bis zum Periost vorgeschoben und dann minimal zurückgezogen, um das Botulinumtoxindepot so gezielt wie möglich in die betreffenden Muskeln zu applizieren. In anderen Regionen, wie z.B. der Periorbitalregion, wird eher ein schräg nach außen, also vom Auge weg gerichteter Injektionswinkel bevorzugt.

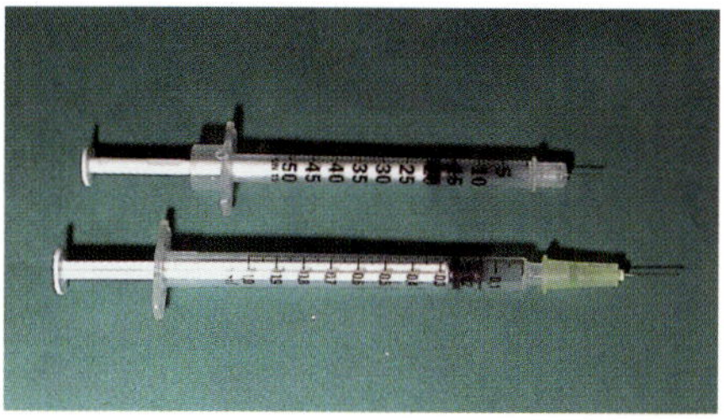

Abb. 1: *Spritzen und Injektionskanülen.* Oben: 0,5 ml, unten: 1,0 ml, jeweils mit 0,2 ml gefüllt. Durch feine Injektionskanülen (30 Gauge) kann der Injektionsschmerz deutlich minimiert werden. Für exakte Dosierung kleiner Volumina sind 0,3-ml-Insulinspritzen (Fa. Becton-Dickinson) mit 0,01-ml-Skalenstrichen besonders geeignet.

Entscheidend für eine exakte Platzierung ist weniger der Winkel, mit der die Kanüle eingeführt wird, als vielmehr die eigentliche Position der Nadelspitze.

Die meisten Anwender injizieren punktförmig. Pro Injektionspunkt wird das vorgesehene Volumen injiziert, ohne dabei die Nadel zu bewegen. Eine Aspiration ist nicht sinnvoll, da durch eine 30-Gauche-Nadel kein Blutrückfluss erwartet werden kann. Anzumerken ist zudem, dass selbst eine intravasale Applikation der gesamten Injektionsdosis pro Punkt (z.B. 5 U BOTOX® oder 20 U Dysport®) keine systemische Wirkung zeigt. Im Gegensatz dazu empfehlen manche Autoren, die Nadel fächerförmig im Injektionsbereich unter der Haut zu bewegen [5]. Dies führt jedoch zu einer weniger exakten und mehr flächenhaften Platzierung und erhöht möglicherweise das Risiko einer Lidptosis bei Behandlung der Glabellafalten.

Injektionstechnik

- Punktinjektion schräg oder senkrecht zur Hautoberfläche
- Keine fächerförmige Injektion
- Keine Injektion mit Richtung der Nadelspitze zur Orbitahöhle
- Gekühlte Kompressen vor und nach der Injektion

Obwohl manche Autoren als besonderen Tipp eine Massage an der Einstichstelle oder auch das häufige Anspannen der betroffenen Muskeln empfehlen, gibt es keine überprüfbaren Hinweise, dass dies bei der Behandlung mimischer Falten zu einer Verbesserung des Behandlungsergebnisses führt oder die Häufigkeit von Nebenwirkungen vermindert. Hingegen

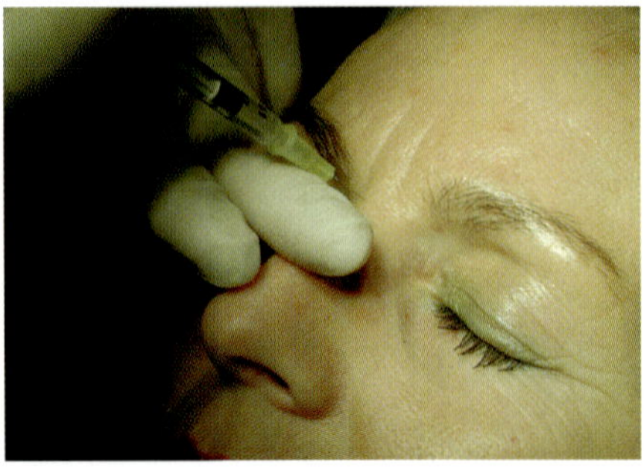

Abb. 2: *Injektionstechnik im Bereich der Glabella (M. procerus).* Eine Injektion senkrecht zur Hautoberfläche erlaubt am genauesten, die Position der Nadelspitze abzuschätzen.

wird das Anlegen von gekühlten Kompressen von den meisten Patienten als angenehme begleitende Maßnahme empfunden. Die Kühlung kann vor Injektion zur Verminderung der Schmerzwahrnehmung dienen. Nach Injektion soll sie ein Anschwellen bzw. ein Hämatom im behandelten Areal verhindern.

Zur Kühlung können z.B. mit Kochsalz oder Ringerlösung getränkte 5×5 cm unsterile Mullkompressen verwendet werden. Die Kompressen können vor der Sprechstunde in Nierenschalen vorbereitet und dann im Kühlschrank aufbewahrt oder auch direkt vor dem Auflegen mit der im Kühlschrank vorgekühlten Kochsalz- oder Ringerlösung getränkt werden.

9.1. Horizontale Stirnfalten

Quer verlaufende Falten im Stirnbereich nennt Victor von *Scheffel* (1826–1886) „die Narben der Gedanken", sie führen zu dem Bild der so genannten „Denkerstirn". Ältere Patienten benützen oft den lateralen Anteil des M. occipitofrontalis, um eine bestehende Augenbrauenptosis zu kompensieren, was wiederum zu verstärkter Faltenbildung über den Augenbrauen führt. Vor Behandlung mit BT-A muss geprüft werden, ob eine kompensierte Brauenptosis vorliegt. In diesem Fall sollte eher zurückhaltend oder gar nicht behandelt werden, da ein weiteres Absinken der Brauen ein eher finsteres oder müdes Aussehen betonen würde. Des Weiteren ist auf Asymmetrien zu achten. Asymmetrien verleihen dem Gesicht bis zu einem gewissen Grad einen besonderen Reiz. Wenn nach einer BTA-Behandlung jedoch die vorher reizvolle Asymmetrie verstärkt wird, kann sie plötzlich störend auffallen. Asymmetrien können leicht an einem asymmetrischen Faltenverlauf abgelesen werden.

Ansonsten ist stets eine symmetrische Verteilung der Injektionspunkte wichtig, um einen gleichmäßigen Gesichtsausdruck zu erreichen (Abb. 3). Die Anzahl der Punkte ist von der Größe der Stirn abhängig. Die einzelnen Injektionspunkte befinden sich ca. 1–2 cm voneinander entfernt, in zwei bis vier horizontalen Linien. Üblicherweise werden ca. 6–12 Injektionspunkte ausreichend sein, um ein zufrieden stellendes Ergebnis zu erzielen (Abb. 4). Wichtig ist, dass von der Pupillenmitte ausgehend etwa 1 cm über dem Orbitarand ein lateraler etwa dreieckförmiger Bereich ausgespart wird. Damit wird das Risiko einer Augenbrauenptosis vermindert. Sollte es durch ein Überwiegen des lateralen Muskelzuges zu einem überzeichneten Hochziehen der lateralen Augenbrauen kommen („Mr. Spock"- oder „Mephisto-Effekt"), kann dies in einer späteren Sitzung korrigiert werden (Abb. 5). Erfahrene Anwender berücksichtigen dies bei der Erstbehandlung, indem sie lateral im Bereich der Stirn-Haar-Grenze nach Bedarf ein oder zwei zusätzliche Injektionspunkte setzten. Jedoch wird ein leichtes Anheben der lateralen Augenbrauen vielfach gewünscht, sodass die Applikation der zusätzlichen lateralen Injektionspunkte bei Erstinjektion nicht immer empfohlen werden kann.

Behandlung der Stirnfalten

- Etwa 6–12 Injektionspunkte im Abstand von ca. 1–2 cm
- Symmetrische Verteilung der Injektionspunkte
- Zurückhaltung bei Injektionen unmittelbar oberhalb der Orbita und lateral der Pupillenmittellinie
- Injektionsvolumen nicht über 0,1 ml je Punkt
- Nadelspitze immer nach kranial oder lateral, nicht zum Auge hin
- Dosierung BOTOX®: 2–4 U je Punkt
- Dosierung Dysport®: 5–10 U je Punkt

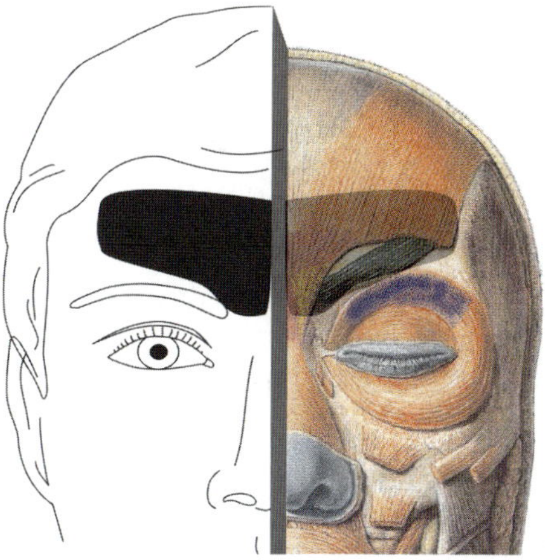

Abb. 3: *Injektionsareal für den M. (occipito-) frontalis zur Korrektur von horizontalen Stirnfalten.* In Anbetracht der Größe und Variabilität des M. (occipito-)frontalis sollte stets ein *Areal* behandelt werden. Die Vorstellung eines oder mehrerer idealer *Punkte* mit exakter topografischer Spezifikation ist utopisch. Dosierung und Anzahl der Punkte sind individuell nach Größe der Stirn und relativer Kraft der Muskeln anzupassen. Weitere Erläuterungen im Text.

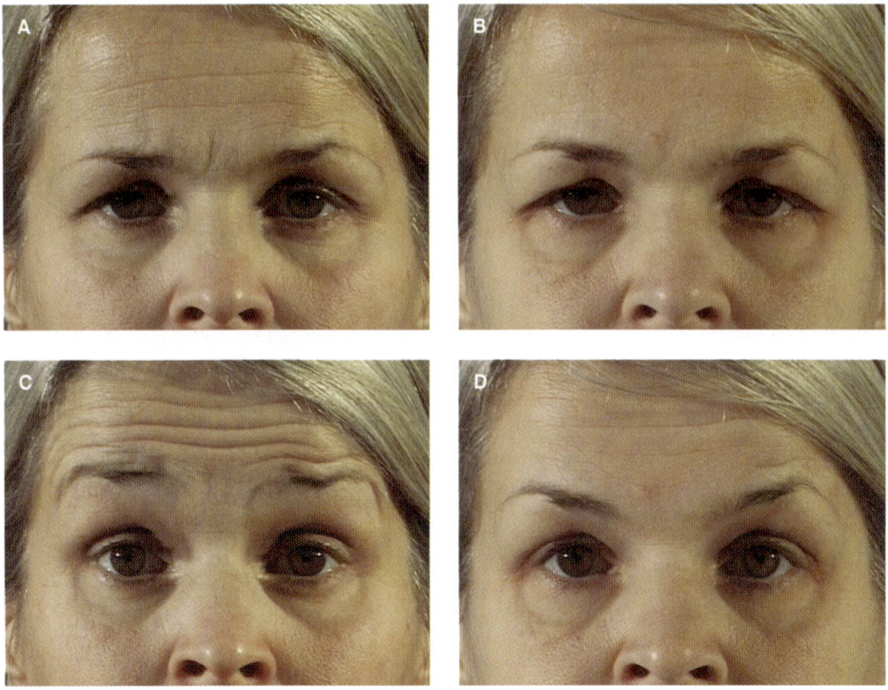

▲ **Abb. 4:** *Behandlungsergebnis bei horizontalen Stirnfalten.* Entspannt – vorher (A), entspannt – nachher (B), angespannt – vorher (C), angespannt – nachher (D).

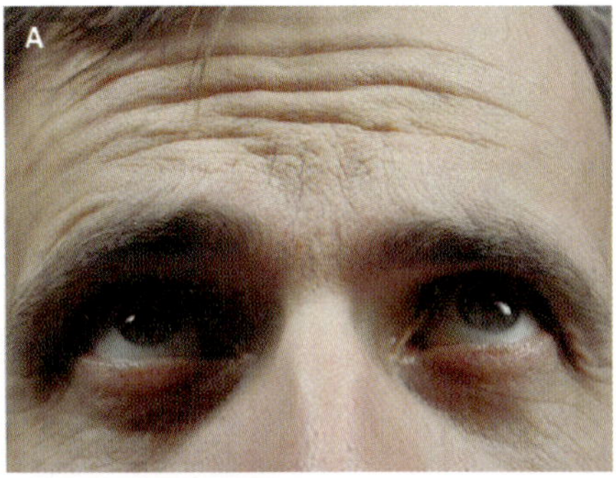

◀ **Abb. 5:** *"Mr. Spock"- oder "Mephisto-Effekt".* Auftreten nach Behandlung des medialen Anteils des M. occipitofrontalis mit BT-A. A) Stirn vor Behandlung. B) Ergebnis nach 1. BTA-Behandlung. Deutlicher Mephistoeffekt. C) Ergebnis nach 2. BTA-Behandlung (je 2-mal 10 E Dysport® pro Seite)

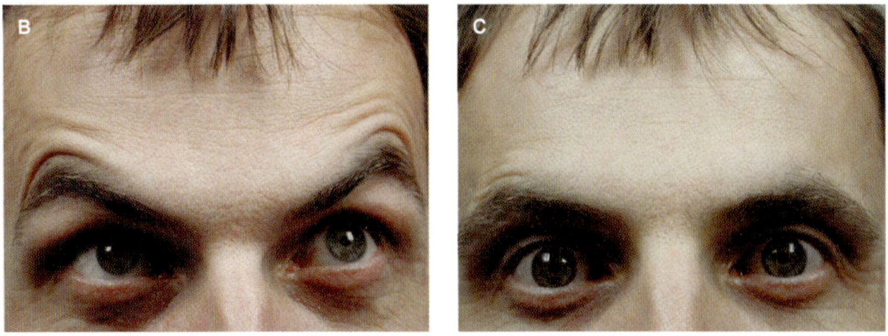

9.2. Glabellafalten

Alle in der Literatur angegebenen Injektionsschemata zur Behandlung der Falten der Glabella geben mindestens zwei konstante Injektionspunkte an (s. auch Kap. 8.5). Diese betreffen jeweils den M. corrugator. Die meisten Autoren geben auch einen weiteren Injektionspunkt für den M. procerus an.

Das Injektionsareal für den M. procerus (und beiderseits der Fasern des M. depressor supercilii) findet sich in der Mitte eines angedachten Kreuzes zwischen der jeweils kontralateralen Augenbraue und dem medialen Lidrandwinkel (Abb. 6). Der mediale Teil der M. corrugator wird auf jeder Seite jeweils 0,5–1 cm über dem medialen Orbitarand in der Verlängerung des medialen Lidrandes behandelt. Bei diesen drei Punkten erfolgt die Injektion senkrecht (mit ca. 90°) zur Hautoberfläche, wobei die 30-Gauge-Nadel sanft bis zum Periost vorgeschoben wird.

Von vielen Autoren werden zur Behandlung der Zornesfalten weitere Injektionspunkte angegeben. Diese zusätzlichen Punkte gelten dem unteren Anteil des M. occipitofrontalis bzw. dem lateralen Anteil des M. corrugator sowie dem kranialen Anteil des M. orbicularis. Mit diesen zusätzlichen Punkten verstärkt sich der Eindruck eines zentral glatten Gesichtes (Abb. 7). Dieser Eindruck ist in vielen Fällen auch erwünscht und ergibt den so genannten „Madonnen-Effekt“, d.h. einer zwischen den Augenbrauen vollständig geglätteten Stirn. Die zusätzlichen Injektionspunkte liegen ca. 1 cm oberhalb der Punkte der Mm. corrugatores sowie ca. 1 cm lateral. Die lateralen Punkte sollten sich mindestens 1 cm vom Orbitarand entfernt befinden. Damit wird die Gefahr einer Augenlidptosis vermindert.

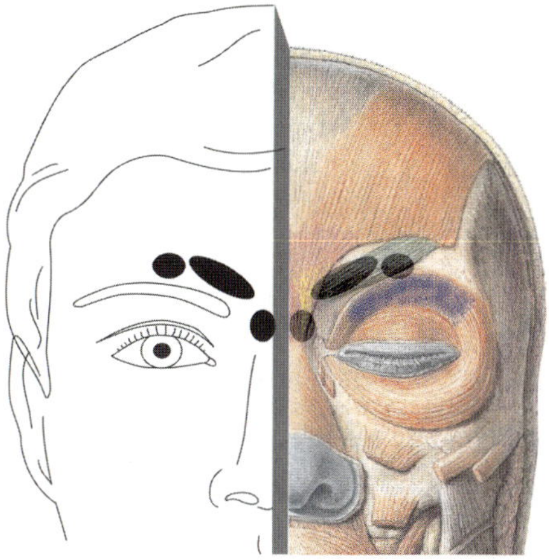

Abb. 6: *Injektionsareale für die Glabellaregion.* M. frontalis, M. corrugator, M. orbicularis (oberer Anteil), M. procerus und M. depressor supercilii. Erläuterungen im Text.

Behandlung der Falten der Glabella
(„Zornesfalten“)

- 3–7 Injektionspunkte:
  - ein Punkt für den M. procerus (Mitte eines angedachten Kreuzes zwischen der jeweils kontralateralen Augenbraue und dem medialen Lidrandwinkel)
  - ein Punkt auf jeder Seite für den M. corrugator (0,5–1 cm über dem medialen Orbitarand in der Verlängerung des medialen Lidrandes)
  - ggf. ergänzend ein oder zwei Punkte für den M. occipitofrontalis mit angrenzender Wirkung auf den M. corrugator im lateralen Bereich den sowie den oberen horizontalen Anteil des M. orbicularis (ca. 1 cm oberhalb der Punkte der M. corrugatores sowie ca. 1 cm lateral)
- Injektionsvolumen je Punkt nicht über 0,1 ml
- Nadelspitze immer nach kranial oder lateral, nie zum Auge hin
- Dosierung BOTOX®: 3–6 U je Punkt
- Dosierung Dysport®: 10–20 U je Punkt

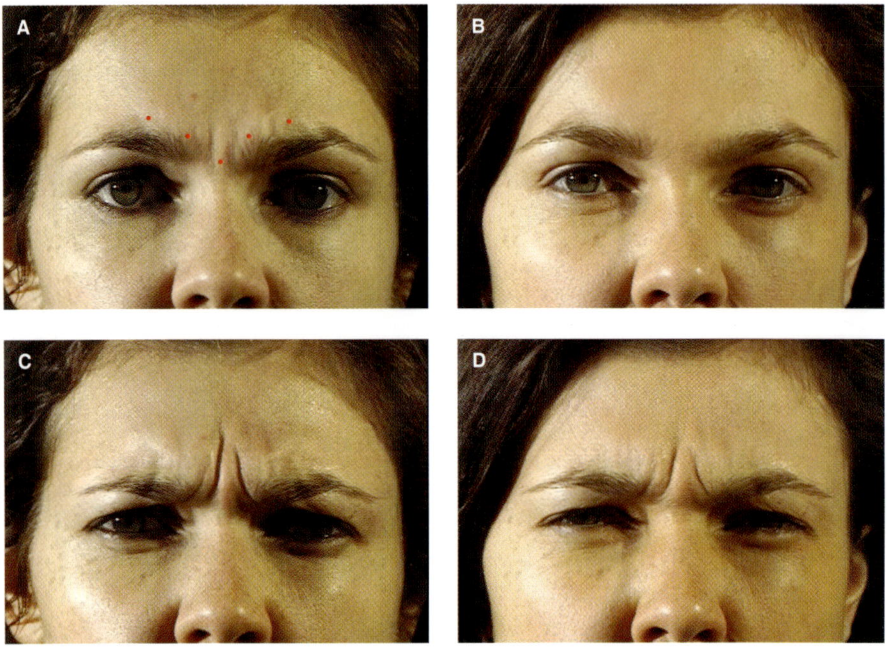

Abb. 7: *Behandlungsergebnis in der Glabellaregion.* Entspannt – vorher, mit eingezeichneten Injektionspunkten (A), entspannt – nachher (B), angespannt – vorher (C), angespannt – nachher (D). An den eingezeichneten Injektionspunkten wurden jeweils 10 U Dysport® injiziert.

9.3. Vermeidung einer Lidptosis

In der Literatur schwanken die Angaben zur Häufigkeiten dieser Nebenwirkung bei Behandlung der Glabella zwischen Null [1, 2, 8, 9, 13], 1% [16], 2% [10], 5,4% [4] und 15% [11]. Obwohl keine klinisch kontrollierten Studien zu den Risikofaktoren, die die Häufigkeit einer Ptosis beeinflussen, vorliegen, können allgemeine Vorsichtsmaßnahmen angeraten werden, die die Diffusion des Toxins zum M. levator palpebrae einschränken sollten.

Vorsichtsmaßnahmen zur Verhinderung einer Lidptosis

- Verwendung eines geringen Injektionsvolumens (nicht mehr als 0,1 ml)
- Punktgenaue, nicht fächerförmige Injektion
- Vermeidung von Injektionspunkten, die weniger als 1 cm vom oberen Orbitarand liegen (dies gilt vor allem für Injektionspunkte in Linie der Pupille)
- keine Injektionen mit der Nadel in Richtung Orbitahöhle
- Verwendung einer geringeren Dosis bei Patienten mit Elastose und/oder Dermatochalasis der Lider

9.4. Anhebung der seitlichen Augenbrauenpartie und Vergrößerung der Augenrundung

Form und Rundung der Augenbrauen weisen zwischen Mann und Frau eindeutige Unterschiede auf: Maskuline Brauen sind typischerweise kräftig und geradlinig, während weibliche Brauen feiner und in einem nach oben geschwungenen Bogen verlaufen. Viele Frauen betreiben einen beträchtlichen Aufwand (z.B. durch Permanent-Make-up), um eine idealisierte Rundung und eine seitlich nach oben ziehende Öffnung der Augenbrauen zu betonen.

Augenbrauen, die zu gerade erscheinen oder lateral absinken, können durch BT-A Injektionen diskret angehoben werden (Abb. 8). Diese Technik wird auch als „chemical brow-lift“ bezeichnet [1, 9, 12]. Dazu wird das Toxin in den oberen lateralen Anteil des M. orbicularis oculi injiziert, wobei man den Injektionspunkt in Nähe der Orbitakante und 1–2 cm oberhalb des lateralen Lidwinkels setzt (Abb. 9). Durch den Gegenzug des M. occipitofrontalis kommt es dann zu einer leichten Anhebung der lateralen Augenbrauen. *Ahn* et al. [1] konnten eine durchschnittliche Anhebung der Augenbraue von 1,2 mm im Bereich der Pupillenmitte und 4,83 mm im Bereich des lateralen Kanthus beobachten. In der Arbeit wurde allerdings nicht untersucht, welche subjektive Wertigkeit die Patienten dieser Änderung gaben. Bei zwei der 44 behandelten Patienten wurde eine Ptosis beobachtet.

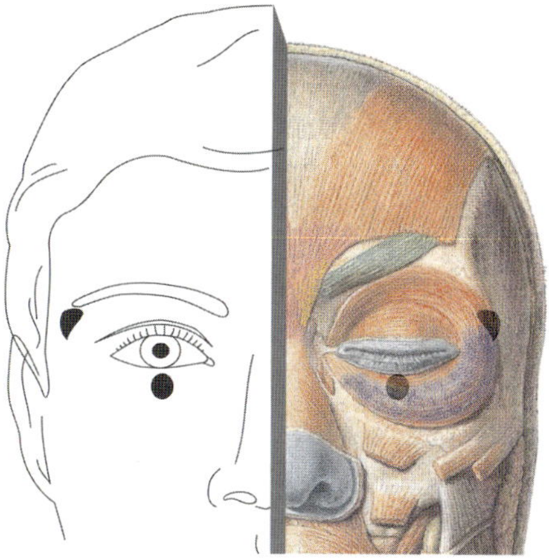

Abb. 8: *Injektionsareale um das Auge.* M. frontalis, M. corrugator, M. orbicularis (seitlicher und unterer Anteil), M. procerus und M. depressor supercilii. Platzierung der Injektionen zur Anhebung der Brauen und Vergrößerung der Augenrundung.

Eine weitere Kombinationsmöglichkeit der Brauenanhebung bietet sich bei der Vergrößerung der Augenöffnung. Die Anspannung des M. orbicularis führt mitunter zu einem „verschmitzten“ oder aber „verkniffenen“ Gesichtsausdruck. Dies kann durch BT-A-Injektion in Teilbereiche dieses Ringmuskels so modifiziert werden, dass das Auge weiter oder größer

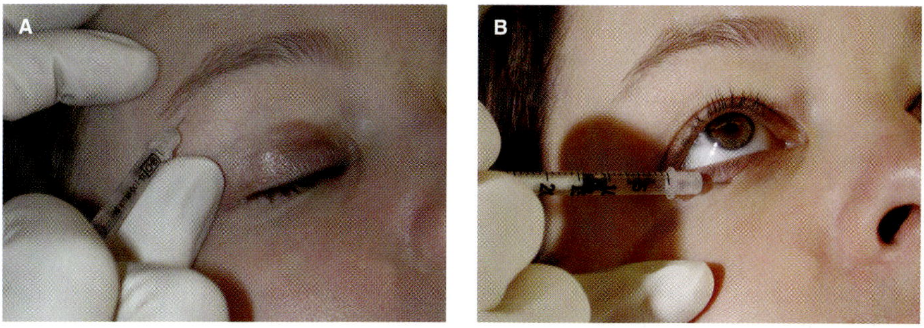

Abb. 9: *Injektionstechnik um das Auge.* Zur Platzierung der Injektionen ist eine entspannte Lagerung des Patienten erforderlich. A) Zur Anhebung der Brauen wird am lateralen Orbitarand etwa 1,5–2 cm oberhalb des Lidwinkels injiziert. B) Zur Vergrößerung der Augenrundung wird unterhalb der Unterlidkante in Pupillenmittellinie injiziert. Weitere Erläuterungen im Text.

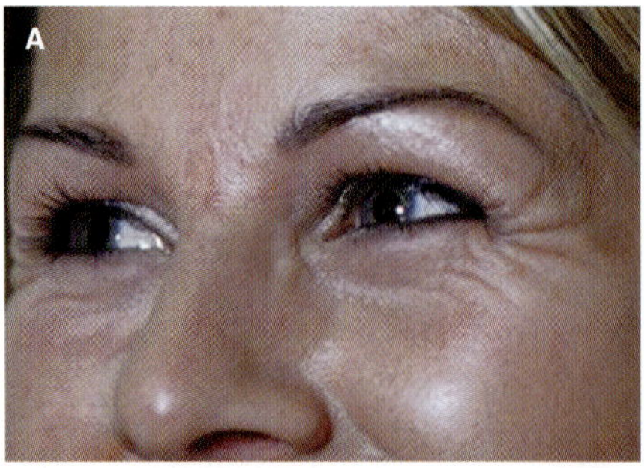

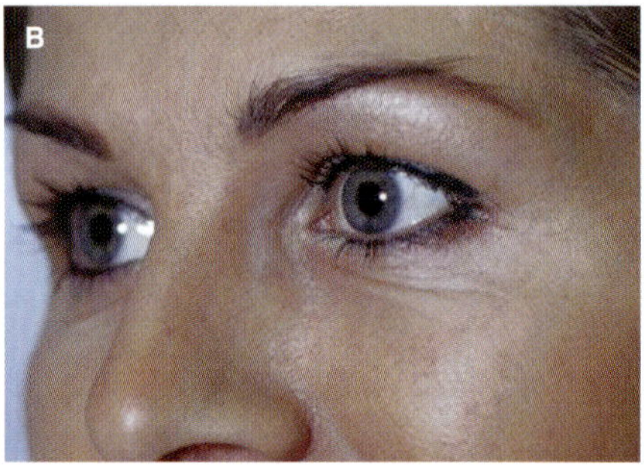

Abb. 10: *Behandlungsergebnis nach Vergrößerung der Augenrundung durch BTA.* Patientin vor (A) und nach (B) der Behandlung.

erscheint und der Patient einen „offeneren" oder „strahlenden" Gesichtsausdruck bekommt (Abb. 9 B und 10).

Vor der Behandlung ist der Patient über die Wirkungsweise genau aufzuklären: Angestrebt wird eine leichte Tonusminderung des Unterlids. Dies kann bedeuten, dass das Auge, insbesondere in den ersten 1–2 Wochen nach Behandlung, nicht ganz fest zugekniffen werden kann, was bei starkem Wind (vermehrtes Tränen) oder bei Patienten mit Kontaktlinsen (Trockenheitsgefühl in den Augen) stören kann. Bei Überdosierung kann eine vorübergehende Unterlidptose erzeugt werden. Die Patientenauswahl und Dosierung sollten daher mit der angemessenen Vorsicht erfolgen.

Es wird unmittelbar unterhalb der Unterlidkante in Pupillenmittellinie injiziert, was eine ruhige Lage des Patienten und eine sichere Hand des Anwenders erfordert. Der Patient hat die Augen geöffnet und den Blick nach oben gewandt. Die Nadel wird von lateral oben nahezu tangential unter die Haut eingeführt (s. Abb. 9B). Da das Gewebe hier sehr dünn ist, wird das Toxin (1–3 U BOTOX®, bzw. 2–10 U Dysport®) sehr oberflächlich wie bei einer subkutanen Injektion verabreicht.

Vergrößerung der Augenrundung

- Zurückhaltende Patientenauswahl und vorsichtige Dosierung
- Verwendung eines geringen Injektionsvolumens (nicht mehr als 0,05 ml)
- Patienten ruhig und entspannt lagern
- Injektionspunkt unterhalb der Unterlidkante in Pupillenmittellinie
- Injektion von lateral in Richtung Nase (stets vom Auge weg)
- Dosierung BOTOX®: 1–4 U je Punkt
- Dosierung Dysport®: 2–10 U je Punkt

9.5. Periorbitalfalten

Periorbital-, Lachfalten oder Krähenfüße sind bei Kindern und Jugendlichen nicht vorhanden bzw. nur angedeutet. Im Lauf des Lebens kommt es dann zu einer fächerförmigen Ausbreitung dieser Falten, die sich bis zu den Nasolabialfalten erstrecken können. Das Injektionsareal zur Behandlung der Krähenfüße liegt ca. 1 cm lateral vom Orbitarand entfernt. Die Punkte liegen etwas versetzt, d.h. halbmondförmig (Abb. 11). Die Anzahl der Punkte hängt von der Ausdehnung der Falten ab. Üblicherweise reichen zwei bis vier Injektionspunkte pro Seite aus. Die Injektionen erfolgen schräg zur Hautoberfläche, wobei die Spitze der Kanüle vom Auge wegzeigt (Abb. 12). Das Behandlungsergebnis kann

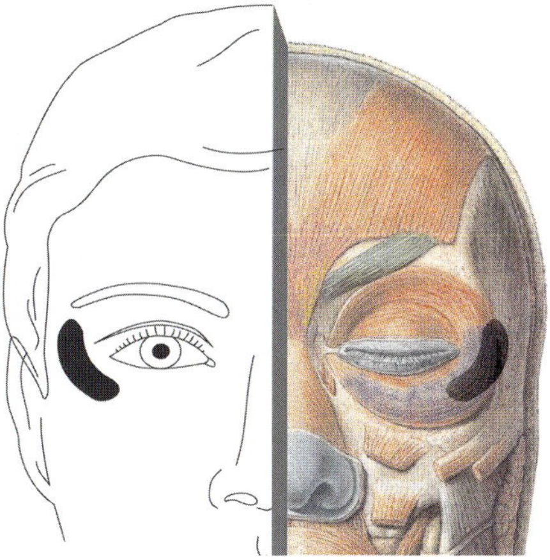

Abb. 11: *Injektionspunkte für den M. orbicularis oculi (Lachfalten oder Krähenfüße)* M. frontalis, M. corrugator, M. orbicularis (oberer Anteil), M. procerus und M. depressor supercilii.

von Patient zu Patient variieren, in dem Maße, wie stark bereits elastotische Veränderungen unabhängig von der mimischen Faltenbildung aufgetreten sind. Zur Beurteilung des Therapieergebnisses sollte der Patient beim Lachen mit entblößten Zähnen dokumentiert werden (Abb. 13). In dieser Position wird zumeist nur eine Minderung erreicht (und auch gewünscht). Eine vollständige geglättete Orbitaregion, selbst beim Lachen, wirkt meist nicht natürlich.

Cave: Lateral der Orbitahöhle (in Nähe des obersten Injektionspunktes) findet sich ein verzweigter venöser Plexus, gespeist aus Ästen der Vena temporalis superficialis. Dieser kann gelegentlich verletzt werden und zu einem Hämatom führen.

Behandlung der Periorbitalfalten
(Krähenfüße)

- 2–4 Injektionspunkte
- Halbmondförmig, ca. 1 cm vom lateralen Orbitarand entfernt angeordnet
- Symmetrische Verteilung der Injektionspunkte
- Injektionsvolumen nicht über 0,1 ml
- Injektionstechnik: schräg mit zur Hälfte versenkter Nadel
- Nadelspitze immer vom Auge weg
- Dosierung BOTOX®: 2–4 U je Punkt
- Dosierung Dysport®: 5–10 U je Punkt

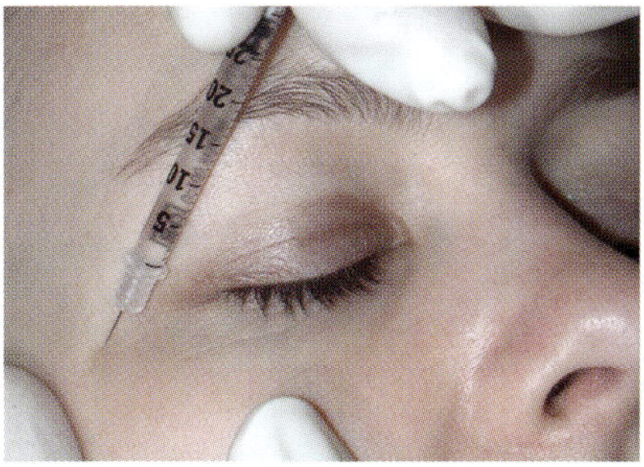

Abb. 12: *Injektionstechnik in der Periorbitalregion.*

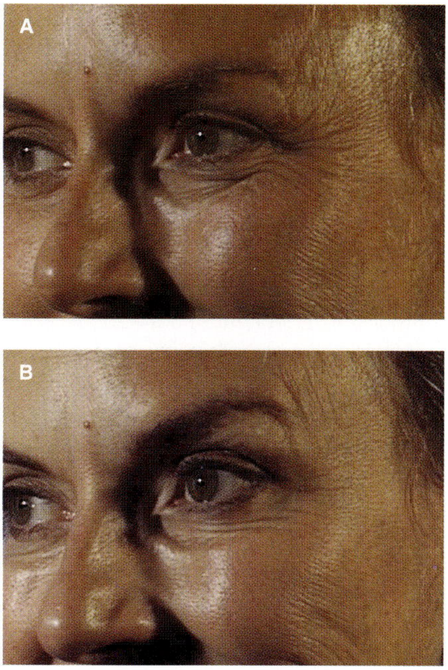

Abb. 13: *Periorbitalregion. Vor (A) und nach (B) Injektion von je 2-mal 10 U (Dysport®).*

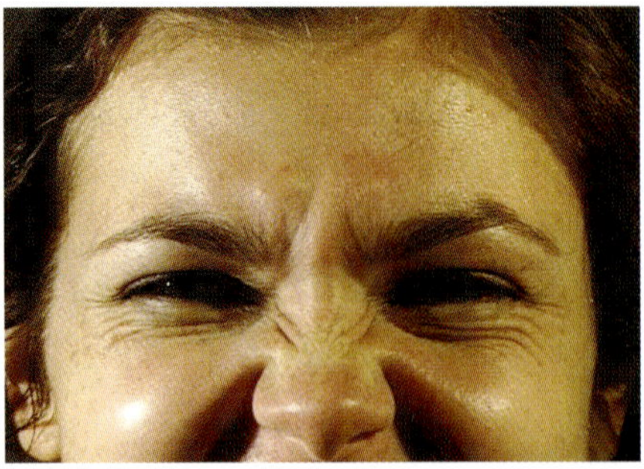

Abb. 14: *Patientin mit „bunny lines" nach Glabella-Behandlung.*

9.6. Nasenfältchen

Perinasal finden sich V-förmig zulaufende Fältchen, auch „bunny-lines" genannt (Abb. 14), die vor allem dann sichtbar sind und als störend empfunden werden, wenn die Glabellaregion und die Mm. orbicularis oculi mit BT-A vorbehandelt worden sind (so genanntes Botulinumtoxinzeichen) [15]. Die Fältchen werden durch Kontraktion des M. nasalis hervorgerufen. 0,1 ml von je 2–4 U BOTOX® bzw. 10 U Dysport® sind geeignet, um diese Muskeln ausreichend zu behandeln.

9.7. Perioralregion

Radiäre Falten im Bereich der Oberlippenregion, wie sie vor allem bei Rauchern sowie unter hoher UV-Exposition auftreten, verstärken den Eindruck der Hautalterung. Radiäre Oberlippenfalten bilden sich durch die Kontraktion des ringförmigen M. orbicularis oris.

Die Muskulatur des Mundes, deren radiäre Züge in doppelter Schicht vorhanden sind, wird wesentlich differenzierter gebraucht als die der Umgebung des Auges. Alle Muskeln, die zur Mundöffnung hinstreben, vereinigen sich in der ringförmigen Bahn des M. orbicularis oris. Somit steht der Mimik wie auch der Sprache in den Muskeln der Perioralregion ein vielseitiges Instrument zur Verfügung. Zwar kann man einige Grundmechanismen auf die Beteiligung einzelner Muskelgruppen zurückführen, aber schon die Nuancen eines Lächelns (süffisant, ungläubig, verlegen, amüsiert, kokett, gezwungen etc.) entziehen sich der mechanischen Analyse. Jede Behandlung mit BT-A in der Perioralregion bedeutet einen Eingriff in dieses komplexe Mienenspiel mit möglicher Funktionsstörung. Einzelausfälle der differenzierten Mimik werden in der Regel nur von den Patienten selbst wahrgenommen, weniger von der Umgebung. Da sie vorübergehender Natur sind (2–3 Wochen), werden sie von den Patienten zu-

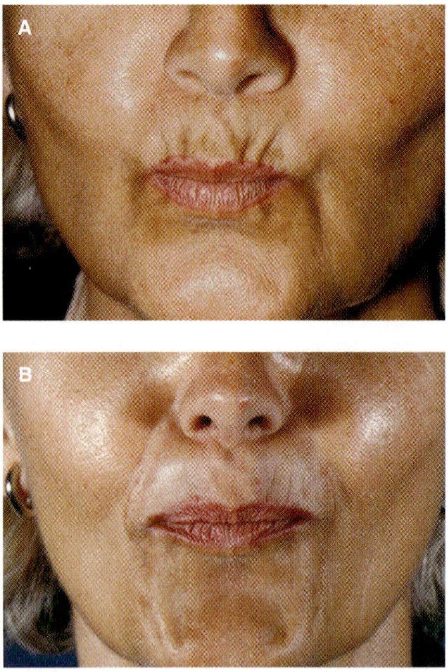

Abb. 15: *Behandlungsergebnis an der Oberlippe.* Periorbitale Falten vor (A) und nach (B) der Behandlung mit 4-mal 5 Einheiten Dysport®.

meist in Kauf genommen. Die Patienten müssen im Aufklärungsgespräch darauf hingewiesen werden, und es sollte zu Beginn mit größter Vorsicht und minimaler Dosierung behandelt werden.

9.7.1. Periorale Falten der Oberlippe.

Durch BT-A können Anteile des M. orbicularis oris wirkungsvoll und für den Patienten zufriedenstellend inaktiviert werden (Abb. 15). Allerdings wird im Perioralbereich keine vollständige Entspannung des M. orbicularis oris angestrebt. So sollte hier ausschließlich die Oberlippe, nicht die Unterlippe behandelt werden, wobei minimale Dosen injiziert werden sollen, um die Funktion der Lippen beim Trinken, Küssen, Pfeifen und Artikulieren nicht zu stören.

Um die Kontraktionskraft zu prüfen und die Injektionspunkte genauer lokalisieren zu können, wird der Patient aufgefordert, den Mund wie beim Pfeifen zu spitzen. Während dieses Vorgangs kann der M. orbicularis oris zwischen Daumen und Zeigefinger getastet werden.

Aus der Literatur sind verschiedene Injektionsschemata bekannt. Es werden insgesamt vier Injektionspunkte linienförmig im Bereich des Lippenrandes verteilt [7] bzw. würfelförmig im Bereich des Philtrums angeordnet. Wenn die Behandlung sich auf den mittleren Teil der Oberlippe beschränkt, bleibt eine seitliche Restaktivität erhalten (Abb. 16). Beide Injektionsschemata erfordern eine symmetrische Verteilung der Injektionspunkte, da es sonst bei der Kontraktion des M. orbicularis zu einer einseitigen Verziehung der Oberlippe kommt. Das Injektionsvolumen sollte hier nicht mehr als 0,05 ml betragen. Bei einigen Patienten kommt es durch die Behandlung der Oberlippe zu einer Veränderung der Aussprache.

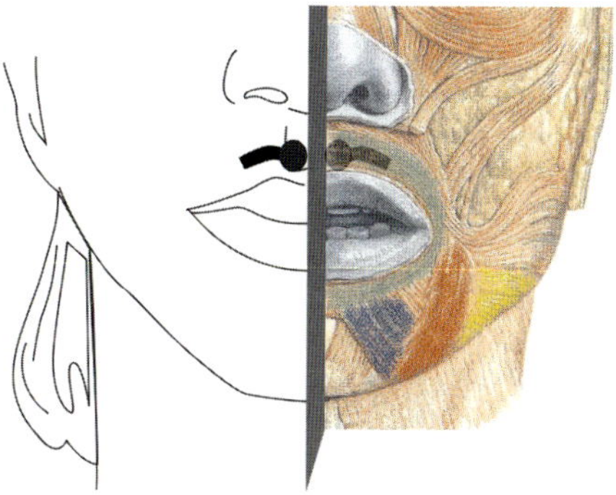

Abb. 16: *Injektionsareal zur Behandlung von perioralen Fältchen.* Orbicularis oris m., Platysma m., Depressor anguli oris m. und Mentalis m. Erläuterungen im Text.

Cave: Bei einigen Patienten können nach der Behandlung das „B“ und das „P“ nicht mehr so deutlich gesprochen werden. Auch das Küssen, Pfeifen oder das Trinken mit einem Strohhalm können beeinträchtigt werden.

Deshalb erfordert die Behandlung der Oberlippe eine ausführliche Aufklärung des Patienten. Generell sollte diese Indikation dem erfahrenen Anwender überlassen werden. Ein simplifiziertes Schema ist namentlich in diesem Bereich kein Garant für ein individuell zufrieden stellendes Endergebnis.

Behandlung der perioralen Falten, Oberlippenfalten

- 2–4 Injektionspunkte
- Je ein Punkt lateral des Philtrums am Lippenrand links und rechts
- Je ein weiterer Punkt lateral (im äußeren Quadranten) bzw. je ein weiterer Punkt kranial
- Symmetrische Verteilung der Injektionspunkte

- Injektionsvolumen <0,05 ml
- Injektionstechnik: schräg mit nur gering versenkter Nadel
- Nadelspitze immer nach kranial
- Dosierung BOTOX®: 1–3 U je Punkt
- Dosierung Dysport®: 3–5 U je Punkt

Die Behandlung der Oberlippe mit BT-A eignet sich gut für die Kombinationstherapie mit ablativen Methoden oder Füllmaterialien (s. Kap. 10).

9.7.2. Hängende Mundwinkel (Marionette lines). Durch den Zug des M. depressor anguli oris bilden sich im Laufe der Jahre tiefe Furchen, die vom äußeren Mundwinkel nach kaudal ziehen und ein resigniertes, mürrisches und trauriges Aussehen verleihen. Beim Zug der Mundwinkel nach unten kann der paarige M. depressor anguli oris palpatorisch gefunden werden. Die Injektion erfolgt in den palpatorisch identifizierten Muskelbauch. Die Injektionspunkte finden sich ca. 1 cm lateral und kaudal des jeweiligen Mundwinkels (Abb. 17, 18). Durch BT-A kann eine Paralyse des M. depressor anguli oris erreicht werden. Es resultiert ein

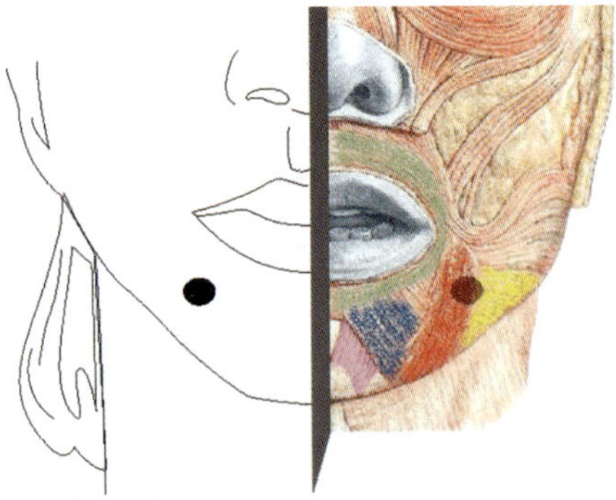

Abb. 17: *Injektionsareale bei der Behandlung des M. depressor anguli oris.* Orbicularis oris m., Platysma m., Depressor labii m., Mentalis m.

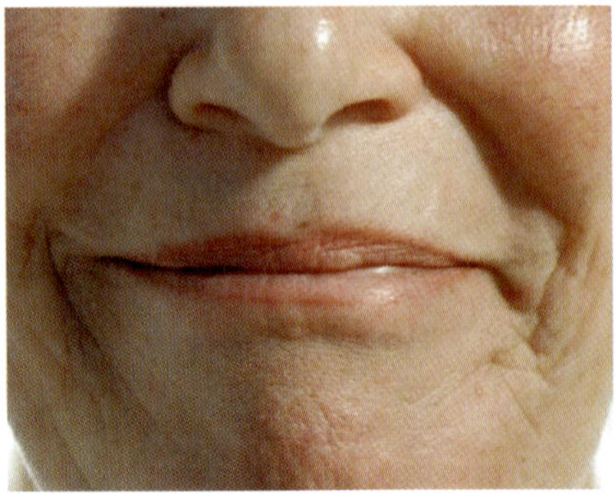

Abb. 18: *Lächelnde Patientin nach einseitiger Behandlung (rechts) mit 15 E Dysport®.*

Überwiegen der Mundwinkelheber, die den Mundwinkel der Patienten nach oben ziehen.

Cave: Bei zu hoher Dosierung oder zu weit medial platzierter Injektion kann die auftretende Asymmetrie besonders beim Lachen, Essen und Trinken stören.

Die Korrektur dieser Asymmetrien ist immer problematisch. Es ist daher dem Behandler eher anzuraten, den Wirkungsverlust von BT-A abzuwarten, als einem drängenden Patienten nachzugeben und Korrekturmaßnahmen mit BT-A zu versuchen. Diese können leicht in ein Ping-Pong-Match ausarten, das weder für den Patienten noch den für behandelnden Arzt angenehm ist.

Behandlung hängender Mundwinkel

- Je 1 Injektionspunkt pro Mundwinkel
- Symmetrische Verteilung der Injektionspunkte (Lokalisation ertasten)
- Injektionsvolumen <0,1 ml
- Dosierung BOTOX®: max. 3–5 U je Punkt
- Dosierung Dysport®: max. 10–20 U je Punkt

9.8. Kinnfalten

Gerade bei stark elastotischer Haut kann die Aktivierung des M. mentalis dem Kinn ein pflastersteinartiges Aussehen geben. Der M. mentalis entspringt an der Alveole des seitlichen Schneidezahns und zieht schräg abwärts zur Haut des Kinngrübchens. Die Muskeln beider Seiten ziehen die Kinnhaut in die Höhe und damit auch die Furche zwischen Kinn und Unterlippe. Dadurch wird der Unterlippe Haut zugeschoben. Es entsteht die „Schnute" oder der „Flunsch", wie sie Kinder beim Ankündigen des Weinens machen.

BT-A wird mit insgesamt zwei Injektionspunkten paramedian ca. 0,5–1 cm oberhalb der Kinnspitze appliziert (Abb. 19). Um Komplikationen in Form von unzureichendem Mundschluss und asymmetrischen Mundbewegungen zu vermeiden, sollten die Injektionen nicht in die Unterlippe, sondern nur in die Kinnspitze gesetzt werden. Von *Carruthers* wird eine andere Technik mit nur einem Injektionspunkt beschrieben [6]. Da der M. mentalis direkt auf dem Periost liegt, sollte auch hier eine tiefe Injektion erfolgen.

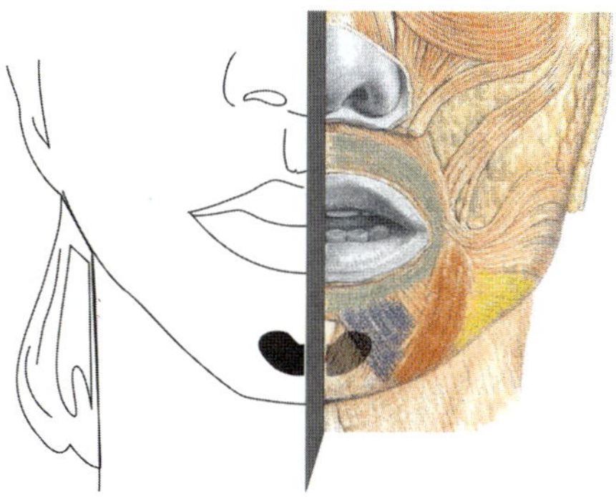

Abb. 19: *Injektionsareale bei der Behandlung des M. mentalis.* Orbicularis oris m., Platysma m., Depressor anguli oris m.

Behandlung der Kinnfalten

- 2 Injektionspunkte, paramedian ca. 0,5–1 cm oberhalb der Kinnspitze
- Symmetrische Verteilung der Injektionspunkte
- Injektionsvolumen nicht über 0,1 ml
- Injektionstechnik: senkrecht in Richtung Periost
- Dosierung BOTOX®: max. 3–5 U je Punkt
- Dosierung Dysport®: max. 10–20 U je Punkt

9.9. Falten des Halses

Die dünne Muskelplatte des Platysma entspringt in der Wangengegend des Gesichts und an der Mandibula. Von hier aus strahlt das Platysma beider Seiten schräg abwärts, weicht dabei in der Mitte auseinander, zieht über die Klavikula und inseriert an der Fascia pectoralis. Das Platysma spannt die Haut des Halses und unterstützt zudem die Munddepressoren. Mit zunehmendem Alter drängen sich bei einigen Patienten die Innenränder beider Platysmamuskeln unter dem Kinn als störende Längsfalten an der Vorderseite des Halses vor. Diese „Platysmabänder", die auch als Truthahnhals bezeichnet werden, ziehen je nach Ausprägung von der Mandibula in Richtung Klavikula. *Brandt* und *Bellmann* haben die Altersveränderungen des Halses in die Kategorien I–IV unterteilt [3]. Bei den Kategorien I–III, die mit elastotischen degenerativen Veränderungen, beginnenden horizontalen Halsfalten sowie Platysmabändern einhergehen und zumeist noch kein operatives Halslift erfordern, kann der Hals optisch mit BT-A gestrafft werden (Abb. 20). Weitere Indikationen für eine Behandlung mit BT-A sind Persistieren oder Rezidive und Asymmetrien der

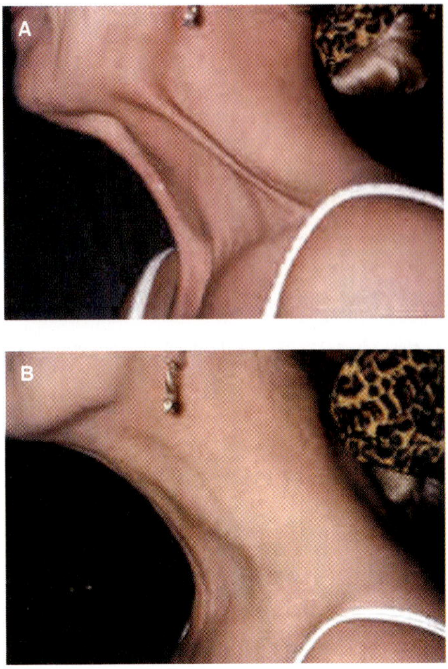

Abb. 20: *Behandlungsergebnis am Hals.* A) Platysmabänder bei Anspannung vor der Behandlung mit Botulinumtoxin A. B) Nach der Behandlung mit Botulinumtoxin A, 2 Wochen nach Injektion.

Platysmabänder nach einem klassischem Facelift oder auch nach Liposuktion des Kinns.

Durch BT-A können diese Bänder inaktiviert werden, sodass bei Anspannung der Eindruck eines glatten Halses entsteht [3]. Zur Behandlung mit BT-A wird der Patient angewiesen, z.B. durch Grimassieren oder Gähnen das Platysma zu kontrahieren. In die zwischen Daumen und Zeigefinger fixierten Platysmabänder wird im Abstand von ca. 1 cm das BT-A subkutan injiziert.

Das Anspannen der Bänder verringert die Wahrscheinlichkeit, dass BT-A versehentlich in tiefere Regionen (Halshebermuskeln und Kehlkopfregion) gelangt. In Einzelfällen sind Schluckstörungen, Halsheberschwäche und Änderungen der Stimmlage bekannt geworden [14]. Deshalb sollte auch hier das Injektionsvolumen pro Injektionspunkt 0,1 ml nicht überschreiten.

Querfalten am Hals können durch BT-A kaum beeinflusst werden. Auch bei submentalen Fettpolstern ist durch BT-A keine große Besserung zu erwarten. Hier müssen andere Techniken, z.B. die submentale Liposuktion, durchgeführt werden.

Behandlung der Falten des Platysmas

- Sitzende Position des Patienten
- Anspannen der Stränge durch den Patienten (Grimassieren oder Gähnen)
- 4–8 Injektionspunkte pro Strang
- Etwa 1 cm voneinander entfernt
- Injektionsvolumen nicht über 0,1 ml
- Injektionstechnik: 45° mit zur Hälfte versenkter Nadel in die mit der kontralateralen Hand angehobene Falte
- Dosierung BOTOX®: 3–5 U je Punkt
- Dosierung Dysport®: 5–10 U je Punkt

9.10. Falten des Dekolletés

Der Halsteil des Platysmas kann sich über die 2. Rippe hinaus auf den Thorax erstrecken und liegt epifaszial (s. Kapitel zur Anatomie). Diagonale Falten des Dekolletés können mit BT-A behandelt werden. Auch hier erfolgen die Injektionen im 1-cm-Abstand. Die Dosierung beträgt 3–5 E BOTOX® oder 10–20 E Dysport® je Punkt (Abb. 21).

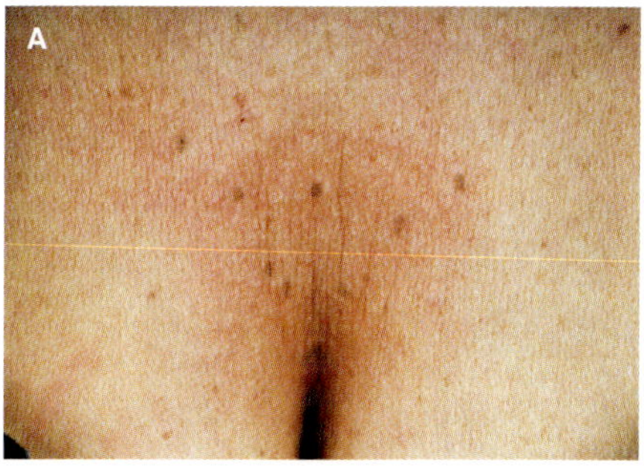

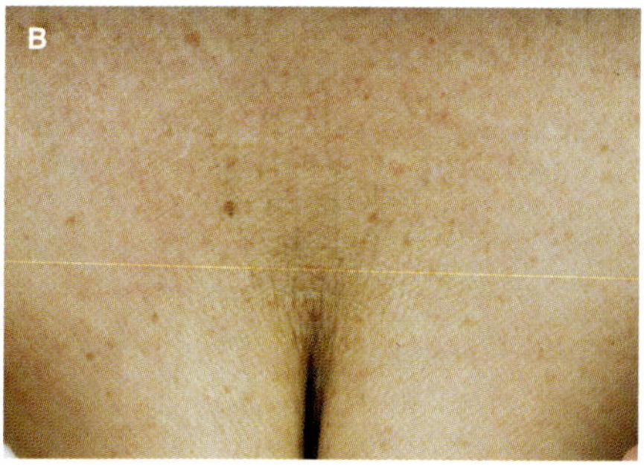

Abb. 21: *Behandlungsergebnis im Dekolleté.* A) Dekolleté-Falten unmittelbar nach mehreren Injektionen mit Botulinumtoxin A. B) 2 Wochen nach Injektion.

Behandlung der Falten des Dekolletés

- 6–12 Injektionspunkte in Form eines auf dem Kopf stehenden Dreiecks
- Etwa 1 cm voneinander entfernt
- Injektionsvolumen nicht über 0,1 ml
- Injektionstechnik: 45° mit zur Hälfte versenkter Nadel
- Dosierung BOTOX®: 3–5 U je Punkt
- Dosierung Dysport®: 10–20 U je Punkt

Literatur

1. **Ahn MS, Catten M, Maas CS.** Temporal brow lift using botulinum toxin A. Plast Reconstr Surg 2000; 105: 1129–1135.
2. **Ascher B, Klap P, Marion MH, Chanteloub F.** Botulinum toxin in the treatment of fronto-glabellar and periorbital wrinkles. An initial study. Ann Chir Plast Esthet 1995; 40: 67–76.
3. **Brandt FS, Bellman B.** Cosmetic use of botulinum A exotoxin for the aging neck. Dermatol Surg 1998; 24: 1232–1234.
4. **Carruthers A.** A multicenter, double-blind, randomized, placebo-controlled, parallel study of the safety and efficiacy of botulinum toxin type A (BOTOX) in subjects with glabellar lines. Presention at the American Academy of Dermatology. New Orleans, March 2000.
5. **Carruthers JD, Carruthers JA.** Treatment of glabellar frown lines with C. botulinum-A exotoxin. J Dermatol Surg Oncol 1992; 18: 17–21.
6. **Carruthers A, Carruthers J.** Clinical indications and injection technique for the cosmetic use of botulinum A exotoxin. Dermatol Surg 1998; 24: 1189–1194.
7. **Carruthers J, Carruthers A.** The adjunctive usage of botulinum toxin. Dermatol Surg 1998; 24: 1244–1247.
8. **Ellis DA, Tan AK.** Cosmetic upper-facial rejuvenation with botulinum. J Otolaryngol 1997; 26: 92–96.
9. **Frankel AS, Kamer FM.** Chemical browlift. Arch Otolaryngol Head Neck Surg 1998; 124: 321–323.
10. **Fulton JE.** Botulinum toxin. The Newport Beach experience. Dermatol Surg 1998; 24: 1219–1224.
11. **Garcia A, Fulton J.** Cosmetic denervation of the muscles of facial expression with botulinum toxin. A dose-response study. Dermatol Surg 1996; 22: 39–43.

12. **Huang W, Rogachefsky AS, Foster JA.** Browlift with Botulinum Toxin. Dermatol Surg 2000; 26: 55–60.
13. **Le Louarn C.** [Botulinum toxin and facial wrinkles: a new injection procedure]. Ann Chir Plast Esthet 1998; 43: 526–533.
14. **Matarasso A, Matarasso SL, Brandt FS, Bellman B.** Botulinum A exotoxin for the management of platysma bands. Plast Reconstr Surg 1999; 103: 645–652.
15. **Matarasso SL.** Complications of botulinum A exotoxin for hyperfunctional lines. Dermatol Surg 1998; 24: 1249–1254.
16. **Regis G.** Utilisation de la toxine botulique dans les rides déxpression avec BOTOX. J Med Esth Chir Derm 1998; 25: 31–33.

10. Kombinierte Methoden zur Gesichtsverjüngung

10. Kombinierte Methoden zur Gesichtsverjüngung

Luitgard Wiest

Die spektakulären Erfolge bei der Monotherapie mit BT-A werden vorwiegend bei jüngeren Patienten mit Mimikfalten erzielt. Wenn diese Mimikfalten im oberen Gesichtsdrittel lokalisiert sind – im Stirn-, Glabella und Periorbitalbereich – wird das Ergebnis zumeist der Erwartungshaltung von Patient und Arzt entsprechen und auch keine weiteren Behandlungsmethoden erfordern. Eine Ausnahme bilden allerdings tiefe mimische Falten der Glabellaregion, die sich unter BT-A nicht ganz zurückbilden. Im unteren Gesichtsdrittel, in der Perioralregion, sind hingegen die Erfolge einer Monotherapie begrenzt, sodass eine Kombinationstherapie sinnvoll ist. Zwar lassen sich mit BT-A Mundwinkel anheben und die Lippen entspannen, jedoch trägt die Behandlung mit BT-A als Adjuvans in diesem Bereich durch seine entspannende Wirkung auf die mimische Muskulatur eher dazu bei, die Ergebnisse anderer Methoden zur Faltenbehandlung zu verbessern. Vor allem im fortgeschrittenen Alter bei entsprechenden elastotischen Veränderungen der Haut und ausgeprägtem Substanzverlust der tieferen Gewebsstrukturen mit bestehendem Faltenrelief müssen in den mimisch bewegten Arealen weitere Methoden eingesetzt werden, um ein optimales Behandlungsergebnis zu erzielen.

Kombinationsbehandlung bei

- Tiefen mimischen Falten der Glabellaregion
- Mimischen Falten der Perioralregion (Oberlippe, Mundwinkel)
- Mimischen Falten bei gleichzeitiger elastotischer Hautschädigung

Die Wahl der Behandlungsmethode richtet sich dabei nach der Ätiologie der Falten. Sind mehrere ursächliche Faktoren für die Faltenbildung vorhanden, wird ein kombiniertes zielgerichtetes Vorgehen zur Ausschaltung einzelner Faktoren sicher zu einem besseren Ergebnis führen, als wenn nur einer der ursächlichen Faktor behandelt würde. Die in der Dermatologie am häufigsten zur Faltenbehandlung verwendeten Verfahren sind Skin-Resurfacing-Methoden, wie Laser-, Chemical-Peel-Behandlung und Dermabrasion, sowie auch das Auffüllen von Falten mit injizierbaren Materialien oder mit Festimplantaten. Die Vorbehandlung mit BT-A kann in Ergänzung mit anderen Faltenbehandlungsmethoden die Ergebnisse deutlich verbessern [2, 8].

Bei Resurfacing-Verfahren kann durch die Vorbehandlung mit BT-A sowie der dadurch bewirkten Stilllegung der mimischen Muskulatur die Neosynthese des Kollagens unbehelligt von Zugkräften auf die Haut ablaufen. Die Kombination mit BT-A bewirkt, dass sich die neu bildenden Kollagenbündel parallel der stillgelegten Oberfläche formieren und nicht dem durch Mimik bedingten alten Faltenmuster folgen.

Prinzipiell sollte die Vorbehandlung mit BT-A 10–14 Tage vor einem geplanten weiteren Eingriff zur Faltenbehandlung erfolgen, um sicherzustellen, dass sich die maximale BT-A-Wirkung auf die mimische Muskulatur und eine entsprechende Entspannung der darüber liegenden Haut eingestellt hat. Nachdem der BT-A-Effekt eingetreten ist, kann das Vorgehen für weitere Behandlungsmaßnahmen besser beurteilt werden.

Kombinationsbehandlung

- Erstbehandlung:
  - Botulinumtoxin A
- Zweitbehandlung 10–14 Tage später:
  - Resurfacing-Verfahren (bei Elastose der Haut)
  - Füllmaterialien (bei tiefen persistierenden Falten bzw. Substanzverlust)

10.1. Stirnregion

10.1.1. Horizontale Stirnfalten. Die Wirkung von BT-A auf den M. occipitofrontalis ist so gut, dass horizontale Stirnfalten ausreichend geglättet werden und Füllmaterialien kaum mehr zum Einsatz kommen müssen. Nur wenn die Elastose im Stirnbereich fortgeschritten ist, müssen die Falten mit einem Skin-Resurfacing-Verfahren behandelt werden.

Eine entsprechende Vorbehandlung des M. occipitofrontalis mit BT-A (Injektionstechnik s. Kap 9.1) 10–14 Tage vor dem Resurfacing führt in dem stillgelegten Areal während der Remodellierungsphase des dermalen Kollagens zu verbesserten klinischen Ergebnissen (Abb. 1).

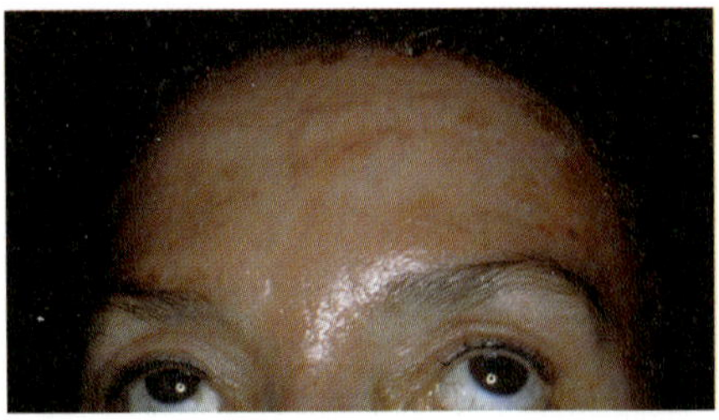

Abb. 1: *Stirn: BTA plus Peel.* Quere Stirnfalten 20 Tage nach BTA-Behandlung und 8 Tage nach tiefem Baker-Gordon-Peel. Die Mimik ist blockiert, die Kollagen-Neosynthese kann ungestört ablaufen.

In Folge der Vorbehandlung mit BT-A wächst zum einen bei den Patienten das Verständnis für die ursächlichen Zusammenhänge der Faltenbildung, zum anderen das Interesse, das gute Ergebnis nach dem Resurfacing möglichst lange zu erhalten. Die Patienten sind häufig bereit, die einfache, in Abständen zu wiederholende BT-A-Behandlung weiter durchzuführen und somit das Langzeitergebnis zu verbessern.

10.1.2. Zornesfalten. Tiefer eingegrabene Zornesfalten in der Glabellaregion bewirken einen strengen und düsteren Gesichtsausdruck. Können diese Falten mit einer BT-A-Monotherapie nicht geglättet werden, weil sie schon zu lange bestehen, müssen diese mit injizierbaren Füllmaterialien oder Festimplantaten aufgefüllt werden. Von den zur Zeit über 30 weltweit im Handel befindlichen Augmentationsmaterialien werden am häufigsten Kollagen- und Hyaluronsäureprodukte sowie Eigenfett verwendet. Diese relativ schnell abbaubaren „Bio-Materialien" sind nach 3–8 Monaten histologisch in der Dermis nicht mehr nachweisbar [5]. Sie werden in mimischen Arealen schneller abgebaut als in den weniger bewegten Arealen des Gesichts. Eine Vorbehandlung mit BT-A reduziert die Mimik und damit gleichzeitig die Abbaurate des Füllmaterials, was zu einem klinisch verbesserten Langzeitergebnis führt. Mit der Entspannung der Haut wird auch die Faltentiefe reduziert und somit die Menge des benötigten Füllmaterials.

Bei sehr tiefen Glabellafalten liefert das Auffüllen mit injizierbaren synthetischen Materialien, z.B. mit Polymethylmethacrylat-Produkten (PMMA), oder mit bio-

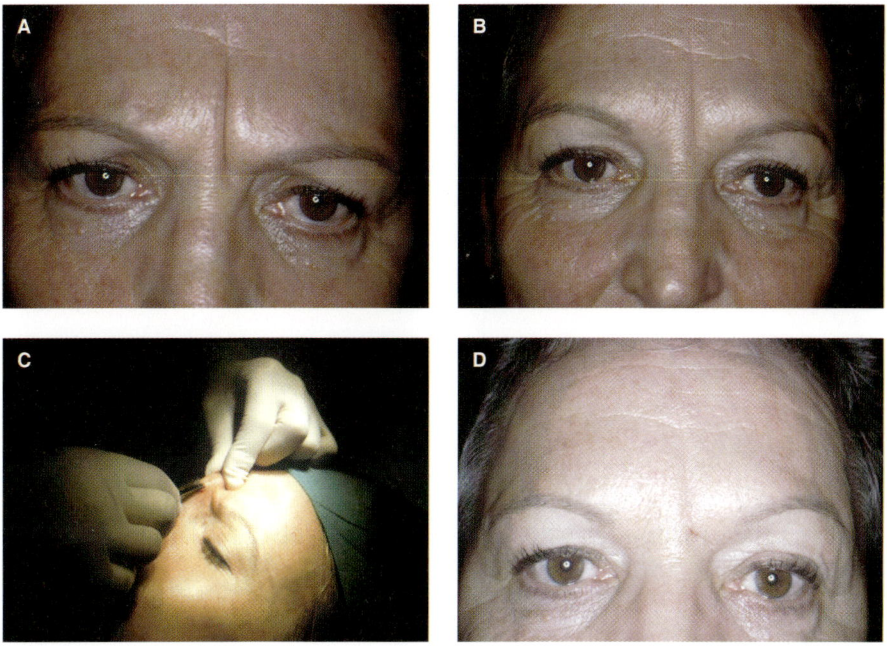

Abb. 2: *Glabellafalten: BTA und Gore-SAM®.* A) Patienten mit tiefer Glabellafalte vor der Behandlung; B) Patientin 10 Tage nach Behandlung der Glabellafalte mit Dysport®. Injektionspunkte am medialen Augenbrauenansatz mit je 20 U, 5 weitere Injektionspunkte mit je 15 U; C) Einbringen des Gore-Sam®- (Subcutaneous Augmentation Material) Fadens mittels Rillensonde; D) sechs Tage nach dem Einbringen eines Gore-Sam®Fadens 2-mal 3,2 mm.

kompatiblen Festimplantaten, z.B. mit Polytetrafluorethylen-Produkten (PTFE), sehr gute Ergebnisse. Diese synthetischen injizierbaren Füllmaterialien stimulieren die Bildung von Kollagenbündeln, die im Falle von Polymethylmethacrylat die einzelnen Mikrosphären umhüllen [10] und dadurch einen lang anhaltenden Auffülleffekt bewirken. Ist ein Festimplantat erforderlich, z.B. aus expanded Polytetrafluorethylen (e-PTFE), bildet sich nach dem Einbringen um das Material eine Kapsel aus Fibroblasten und Histiozyten, die über einen Zeitraum von drei bis vier Monaten in das multiaxiale aus Knoten und Fibrillen bestehende Material einwandern und es fest im Gewebe verankern [9] (Abb. 2).

Die Bildung des neuen Kollagens dauert bis zu drei Monaten. Während dieses Zeitraums kann es durch Zugkräfte der mimischen Muskulatur zu einer Verschiebung des eingebrachten Festmaterials neben die Falten kommen, die möglicherweise die ursprüngliche Falte noch tiefer erscheinen lässt. Dieser unerwünschte Nebeneffekt kann durch eine Vorbehandlung des mimischen Areals mit BT-A (Injektionstechnik s. Kap. 9.2) ausgeschaltet werden (Tab. 1, 2 und 3).

Tab. 1: Füllmaterialien: injizierbare resorbierbare Implantate

▶ Profill®:	Kopolymer aus Polyoxyethylen und -propylen
▶ Hyaldex®:	Kopolymer aus Polyoxyethylen und- propylen
▶ New-Fill®:	Poly-L-Milchsäure
▶ Fibrel®:	ε-Arminocapronsäure, Gelatinpuder
▶ Fascian®:	injizierbare Fascia lata
▶ Autologes Fett	
Kollagenpräparate	
▶ Zyderm I®	
▶ Zyderm II®	
▶ Resoplast®	
▶ Koken®	
▶ Atellokollagen®	
▶ Zyplast®	
▶ Isolagen®:	Suspension aus kultivierten Fibroblasten
▶ Dermalogen®:	humanes Kollagen aus Spenderhaut
▶ Endoplast®:	Elastin und bovines Kollagen
▶ Autologen®:	autologe Kollagenfasern
▶ Cymetra®:	mikronisiertes gefriergetrocknetes Alloderm
Hyaluronsäurepräparate	
▶ Hylaform®	
▶ Hylaform Fine Line®	
▶ Hylaform Plus®	
▶ Restylane®	
▶ Restylane® Fine Lines	
▶ Perlane®	
▶ Ac-Hyal®	
▶ Rofilan®	
▶ Reviderm Intra®:	Dextran Mikroperlen in Hyaluronsäure
▶ Hyaluderm®	
▶ Hyal-System®	

Tab. 2: Füllmaterialien: injizierbare alloplastische Implantate

▶ Medical grade silicone:	Silikonöl
▶ PMS 350®:	flüssiges Polysiloxan
▶ Bioplastique®:	Silikonelastomer
▶ Artecoll®:	Polymethylmethacrylathaltige (PMMA-)Mikrosphären in Kollagen

Fortsetzung **Tab. 2**

▸ Derma Live®:	HEMA-Mikrosphären in Hyaluronsäure
▸ Meta-Crill®:	PMMA-Mikrosphären in Kollagen
▸ Biocell Ultravital:	(Silizium, Siliconderivat)
▸ Outline®:	Kopolymer von Polyacrylamid
▸ Bio-Alcamid™:	Polyacrylamid
▸ Dermadeep:	Acrylhydrogel
▸ Aquamid™:	Polyacrylamid

Tab. 3: Füllmaterialien: Festimplantate

Resorbierbar	
▸ AlloDerm®:	Dermis-Implantate
▸ Tutoplast®:	Fascia-lata-Bindegewebsimplantat
▸ Permacol	Schweinekollagenplatten
Nichtresorbierbar	
▸ GoreTex®:	SAM, Stränge und "patches", expanded Polytetra-fluorethylen (ePTFE)
▸ SoftForm®:	ePTFE
▸ Siletti®:	PDMS-Fäden, Silikonelastomer
▸ Fill d'or®:	Goldfäden

10.2. Periorbitalregion

Einzelne kosmetische Gesichtsareale [6] altern vom Zeitpunkt her gesehen unterschiedlich. Die ersten Fältchen manifestieren sich meistens im lateralen Orbitabereich. Diese so genannten „Krähenfüße“ entstehen durch die ständige Kontraktion des relativ kräftigen M. orbicularis oculi (s. auch Kap. 8.2.2) mit Zug an der Haut in dieser Region und durch eine zunehmende Elastose mit fortschreitendem Alter. Bei elastotischer Hautalterung zeigen Skin-Resurfacing-Verfahren in der Periorbitalregion sehr gute Ergebnisse. Zur Anwendung kommen hier die verschiedenen Laser- oder Chemical-Peel-Verfahren. Nur einzelne sehr tiefe Falten müssen nach dem Resurfacing noch zusätzlich mit Füllmaterialien aufgefüllt werden. Sowohl die Laser-Skin-Resurfacing- als auch die Chemical-Peel-Methoden bewirken je nach Eindringtiefe in der postoperativen Phase während drei bis sechs Monaten eine Neubildung von Kollagen und Elastin in der Dermis.

Eine Studie mit einseitiger Anwendung von BT-A bei beidseitigem Resurfacing ergab in jedem der Fälle ein deutlich besseres Resultat für die mit BT-A behandelte Seite [3, 4], die das Resultat nach einem tiefen Chemical Peel mit und ohne BT-A-Behandlung am Ende der 1. Woche postoperativ demonstriert (Abb. 3).

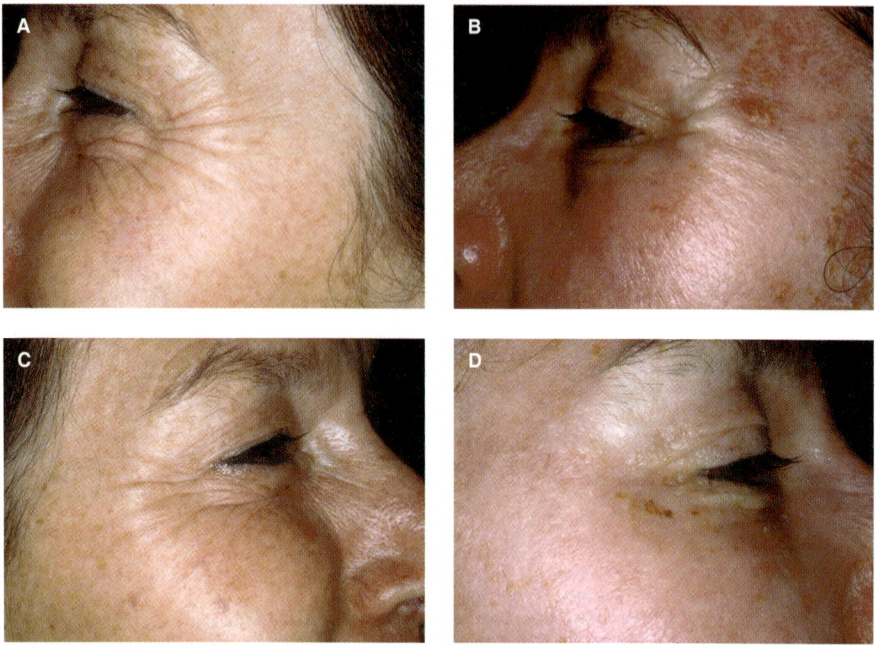

Abb. 3: *Periorbitalregion: BTA plus Peel.* A) Krähenfüße links vor der Behandlung; B) Krähenfüße links 8 Tage nach tiefem Baker-Gordon-Peel ohne BTA Behandlung; C) Krähenfüße rechts vor der Behandlung; D) Krähenfüße rechts 20 Tage nach BTA-Behandlung und 8 Tage nach tiefem Baker-Gordon-Peel.

10.3. Perioralregion und Kinn

Bei den radiären Ober- und Unterlippenfältchen kommen zur Glättung entweder Füllmaterialien oder, bei einer gleichzeitig bestehenden Elastose, Laser-, Chemical-Peel-Verfahren oder Dermabrasion zur Anwendung. Auch hier können die Langzeitergebnisse dieser ständig sehr stark aktivierten mimischen Region durch eine Vorbehandlung des M. orbicularis oris mit BT-A verbessert werden (Abb. 4).

Gerade in dem mimisch sehr bewegten Areal der Mundwinkel sind die Ergebnisse nach Auffüllen mit resorbierbaren Füllmaterialien oder nach Skin Resurfacing nur kurzlebig. Aus diesem Grund ist eine Vorbehandlung mit BT-A sinnvoll. Diese bewirkt eine Paralyse des M. depressor anguli oris. Damit überwiegen die Mundwinkelelevatoren, die die Mundwinkel nach oben ziehen (s. Kap. 8.6.9). Gute Ergebnisse können hier auch durch das Anheben der Mundwinkel mittels einer fächerförmige Hautexzision im Bereich des Mundwinkels (Mundwinkellift) erzielt werden. Auf Grund der Vorbehandlung mit BT-A wird beim Durchführen eines Mundwinkellifts die Planung der Schnittführung erleichtert.

Auch bei der Querfalte des Kinns (Sulcus mentolabialis) kann eine Vorbehandlung des M. mentalis mit BT-A vor dem Auffüllen mit Füllmaterialien oder einem Resurfacing zu verbesserten Langzeitergebnissen führen.

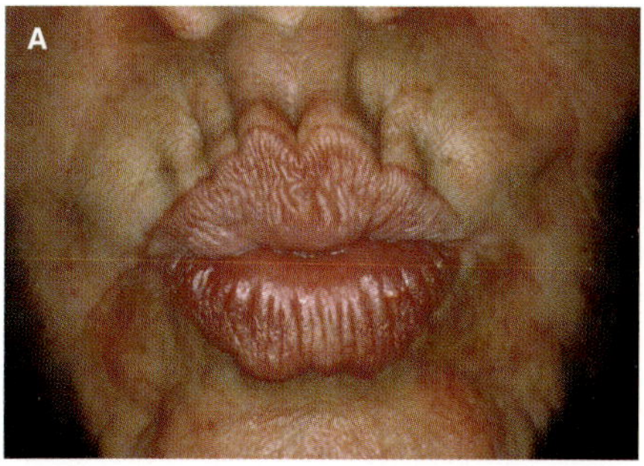

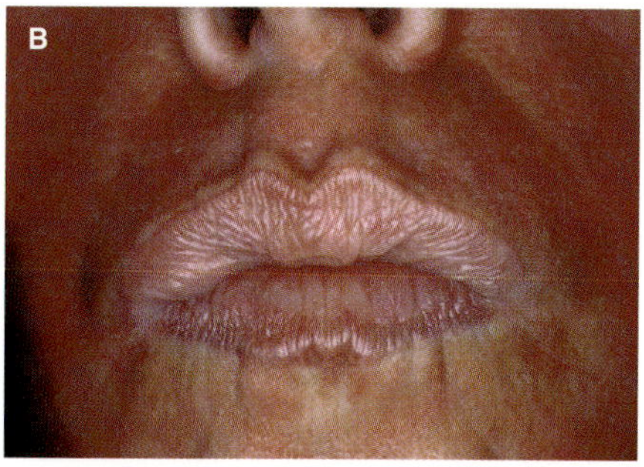

Abb. 4: *Oberlippe: BTA plus Peel.* A) Oberlippen beim Pfeifen vor der Behandlung; B) Oberlippe 20 Tage nach Behandlung mit BTA und 8 Tage nach tiefem Baker-Gordon-Peel beim Versuch zu Pfeifen.

10.4. Platysma

Die vertikalen Platysmabänder an der Vorderseite des Halses sind häufig mit einer Elastose der Haut vergesellschaftet [7]. Ab Kategorie II nach der Einteilung von *Brandt* [1], die mit elastotischen degenerativen Veränderungen und beginnenden horizontalen Halsfalten und Platysmabändern einhergeht, kann der Hals optisch mit BT-A gestrafft und die Hautstruktur durch ein Chemical Peel verbessert werden. Dabei sollte die BT-A-Behandlung dem Chemical Peel ca. 14 Tage vorausgehen. Eine weitere Indikation für die Behandlung mit BT-A sind Persistieren oder Rezidive der Platysmabänder nach einem klassischem Facelift oder nach Liposuktion des Kinns.

Literatur

1. **Brandt FS, Bellman B.** Cosmetic use of botulinum A exotoxin for the aging neck. Dermatol Surg 1998; 24: 1232–1234.
2. **Carruthers J, Carruthers A.** The adjunctive usage of botulinum toxin. Dermatol Surg 1998; 24: 1244–1247.
3. **Carruthers J, Carruthers A.** Combining botulinum toxin injection and laser resurfacing for facial rhytids. In: Coleman WP, Lawrance N (eds) Skin resurfacing. Baltimore: Williams & Wilkins, 1998: 238–243.
4. **Carruthers J, Carruthers A.** Botulinum toxin and Laser resurfacing for lines around the eyes. In: Blitzer A, Binder WJ, Boyd JB, Carruthers A (eds) Management of facial lines and wrinkles. Philadelphia: Lippincott, Williams & Wilkins, 2000: 315–322.
5. **Coleman WP, Goodman G, Lawrence N.** Combining skin resurfacing with soft tissue augmentation. In: Coleman WP, Lawrance N (eds) Skin resurfacing. Baltimore: Williams & Wilkins, 1998: 217–234.
6. **Dzubow L.** The aging face. In: Coleman WP, Hanke CW, Alt TN, Asken S (eds) Cosmetic surgery of the skin. St. Louis: Mosby, 1997: 7–17.
7. **Hoefflin SM.** Anatomy of the platysma and lip depressor muscles. A simplified mnemonic approach. Dermatol Surg 1998; 24: 1225–1231.
8. **Klein AW, Wexler P, Carruthers A, Carruthers J.** Treatment of facial furrows and rhytids. Analysis and treatment of the aging face. Dermatol Clin 1997; 15: 595–607.

9. **Walter C, Wiest L.** Gore-Tex – Eine Offensive bei der Faltenkorrektur. In: Tilgen W, Petzoldt D (Hrsg) Operative und konservative Dermato-Onkologie. Heidelberg, Berlin, New York, Tokyo: Springer, 1995: 157–161.

10. **Wiest L, Landthaler M, Stolz W.** Hautaugmentationen mit Polymethylmethacrylat (Artecoll). In: Konz B, Wörle B, Sander C (Hrsg) Ästhetische und korrektive Dermatologie. Berlin, Wien: Blackwell Wissenschaftsverlag, 1999: 196–202.

Anhang

Patientenname und Geburtsdatum

Patienteninformation

Behandlung des übermäßigen Schwitzens (Hyperhidrose) mit Botulinumtoxin A

Sehr geehrte Patientin, sehr geehrter Patient,

Ihr behandelnder Arzt hat Sie über die Möglichkeit einer Behandlung des übermäßigen Schwitzens (Hyperhidrose) mit Botulinumtoxin A informiert. Dieses Merkblatt soll bei der Beantwortung einiger Fragen hierzu behilflich sein.

Wie kommt es zu übermäßigem Schwitzen?

Die Schweißdrüsen in der Haut sind mit Nervenendigungen des unwillkürlichen (vegetativen) Nervensystems verbunden. Dieses steuert ohne unseren bewussten Willen zahlreiche Körperfunktionen wie Herzrhythmus, Blutdruck, Verdauung und Wärmehaushalt. In der Regel dient das Schwitzen der Wärmeabgabe. Es kommt aber auch vor, dass spontan bzw. ungewollt vermehrt Nervenimpulse an die Schweißdrüsen gesandt werden und die Betroffenen zu schwitzen beginnen, ohne dies beeinflussen zu können. Dies tritt besonders unter Stressbedingungen auf und äußert sich dann am stärksten dort, wo die meisten Schweißdrüsen in der Haut zu finden sind: in der Achselhöhle sowie an den Händen und Füßen.

Hyperhidrose stellt ein weit verbreitetes Problem dar. Bei ausgeprägten Formen der Hyperhidrose kann es nicht nur zu Problemen im sozialen Umfeld, sondern auch zu Folgekrankheiten des Hautorgans kommen. So wird beispielsweise das Auftreten von Virus- und Pilzinfektionen ebenso wie die Ausbildung chronischer Entzündungsreaktionen vermehrt in feuchten Hautarealen beobachtet.

Behandlung mit Botulinumtoxin A

Klinische Studien haben gezeigt, dass die Schweißproduktion durch eine Injektionsbehandlung mit Botulinumtoxin A innerhalb von wenigen Tagen erheblich vermindert und damit eine sowohl objektiv als auch subjektiv verbesserte Lebensqualität erzielt werden kann.

Botulinumtoxin A ist ein natürlich vorkommendes Eiweiß, dessen Wirkung auf die Nerven zu einer Entspannung von Muskelkrämpfen führt. Es wird seit vielen Jahren zur Behandlung von Gesichts-, Augen- und Nackenkrämpfen eingesetzt. Botulinumtoxin A hemmt die Überleitung ganz bestimmter Nervenimpulse. Wird es in die Haut gespritzt, so gelangt es zu den dort sitzenden Schweißdrüsen und blockiert gezielt die dorthin geleiteten Impulse. Andere Nervenfunktionen, wie das Fühlen oder Tasten durch die Haut, werden dadurch nicht beeinflusst.

Mögliche Risiken

Wie bei jeder anderen Einspritzung in die Haut kann es in seltenen Fällen zu einer Hautreizung, einer Hautinfektion oder zu einer leichten Schwellung kommen. In seltenen Fällen wurde nach der Behandlung mit Botulinumtoxin A über Müdigkeit, Mundtrockenheit und allgemeines Krankheitsgefühl berichtet. Durch die Injektion kann es im Bereich der Injektionsstelle zu einem kleinen Bluterguss kommen. Dieses Risiko wird durch blutverdünnende Medikamente erhöht. Bitte nehmen Sie daher eine Woche vor dieser Behandlung keine Medikamente, die Acetylsalicylsäure (z.B. Aspirin®, Alka-Selzer®, Acesal®, Aspro®, ASS®, Godamed®, Santasal®, Thomapyrin®, Togal®) enthalten, oder andere blutverdünnenden Medikamente (z.B. Marcumar®) ein und informieren Sie uns darüber. Allergische Reaktionen (Rötung, Juckreiz) an der Injektionsstelle, die auch nach wiederholter Anwendung von Botulinumtoxin A auftreten können, sind höchst selten.

Wird Botulinumtoxin A in den Muskel gespritzt, so hemmt es dort ebenfalls die Nervenimpulse, sodass der betroffene Muskel je nach verwendeter Menge nicht mehr vollständig angespannt werden kann. Bei Muskelverspannungen ist dies ein gewünschter Effekt, bei unverkrampften Muskeln dagegen eine Nebenwirkung. Sie kann insbesondere nach einer Behandlung an den Handflächen auftreten und zu einer vorübergehenden Schwächung der Handmuskulatur führen (verminderte Kraft z.B. beim Schlüsseldrehen oder Öffnen von Drehverschlüssen). Die Schwächung bildet sich regelmäßig innerhalb von Wochen wieder zurück. In der Achselhöhle wurden bislang keine derartigen Nebenwirkungen beobachtet. Wie bei jeder anderen Einspritzung in die Haut kann es in seltenen Fällen auch zu einer Hautreizung oder -infektion kommen. Bleibende Wirkungen oder Nebenwirkungen sind nicht bekannt.

Andere Therapien

Ihr behandelnder Arzt wird Sie über die weiteren Behandlungsmöglichkeiten eingehend informieren. Falls Sie eine Behandlung mit Botulinumtoxin A nicht wünschen, wird Ihnen Ihr behandelnder Arzt eine andere Therapie der Hyperhidrose anbieten. Prinzipiell lassen sich zwei Arten der Behandlung, nämlich operative und nichtoperative, unterscheiden.

Operativ können die stark schwitzenden Hautpartien durch einen chirurgischen Eingriff in Narkose entfernt oder ausgeschabt oder bestimmte Nervenknoten im Brustkorb, die Nervenimpulse verarbeiten und an die Schweißdrüsen weiterleiten, gezielt zerstört werden.

Nichtoperativ können die Ausführungsgänge der Schweißdrüsen durch Auftragen einer Aluminiumchloridlösung verstopft oder nervenhemmende Tabletten verabreicht werden. Ihr Arzt wird Ihnen diese Möglichkeiten auf Wunsch gern genauer erläutern.

Einverständniserklärung

zur

Behandlung des übermäßigen Schwitzens (Hyperhidrose) mit Botulinumtoxin A

Es ist mein ausdrücklicher Wunsch, meine Hyperhidrose durch die Einspritzung von Botulinumtoxin A behandeln zu lassen, und zwar an folgenden Stellen:

☐ Achseln ☐ Füße

☐ Hände ☐ ___________________________

Art, Inhalt, Risiken und Erfolgsaussichten der o.g. Behandlung wurden mir in einem ausführlichen Aufklärungsgespräch mit Herrn/Frau Dr. med. _______________ eingehend erläutert. Ich konnte dabei auch alle mich interessierenden Fragen stellen. Diese wurden alle beantwortet und von mir verstanden. Ich habe außerdem eine schriftliche Patienteninformation zu dieser Methode erhalten und gelesen. Mir wurde eine angemessene Bedenkzeit eingeräumt

Ein Nerven- oder Muskelleiden oder eine Schwangerschaft liegen meines Wissens bei mir nicht vor. Aminoglykosidhaltige Antibiotika (z.B. Gentamycin, Neomycin) nehme ich zurzeit nicht ein.

Ort, Datum

Unterschrift des aufklärenden Arztes Unterschrift des Patienten

Patientenname und Geburtsdatum

Patienteninformation

Korrektur mimisch bedingter Falten mit Botulinumtoxin A

Sehr geehrte Patientin, sehr geehrter Patient,

die Korrektur von Gesichtsfalten durch Einspritzung von Botulinumtoxin A bedarf Ihrer Einwilligung. Damit Sie sich entscheiden können, unterrichten wir Sie mit diesem Informationsblatt und einem ausführlichen Aufklärungsgespräch über Art, Bedeutung, etwaige Folgen und Risiken dieser Behandlung.

Welche Möglichkeiten der Behandlung von Mimikfalten gibt es?

Ausgeprägte Mimikfalten können durch Operation, durch Einspritzung von Füllmaterialien oder Medikamenten, wie z.B. Botulinumtoxin A, oder auch durch eine Kombination der verschiedenen Verfahren korrigiert werden. Welche Methode die am ehesten geeignete ist, hängt von der Lage und der Ausprägung der Falten ab.

Was ist Botulinumtoxin A und wie wirkt es?

Botulinumtoxin A ist ein natürlich vorkommendes Bakterieneiweiß. Wird es in einen Muskel gespritzt, so blockiert es dort gezielt die Nervenimpulse. Dadurch kann der entsprechende Muskel nicht mehr wie gewohnt angespannt werden. Andere Nervenfunktionen, wie das Fühlen oder Tasten durch die Haut, werden nicht beeinflusst.

Botulinumtoxin A wird seit vielen Jahren zur Behandlung von Muskelverkrampfungen im Bereich der Augen und der Stirn (Lidkrampf) eingesetzt. Für diese Anwendungsgebiete beim Menschen ist es vom zuständigen Bundesamt für Arzneimittel zugelassen. Eine entsprechende Zulassung zur Korrektur der mimisch bedingten Falten besteht bislang nicht, wird aber von den Herstellern der Botulinumtoxin-A-Präparate angestrebt.

Die Einspritzung sehr geringer Mengen Botulinumtoxin A hemmt den entsprechenden Muskel im Gesicht. Dadurch wird einer Entstehung bzw. Verstärkung der typischen mimischen Falten, z.B. der Stirn bzw. der Augenregion, vorgebeugt. Die volle Wirkung entfaltet sich 3–5 Tage nach der Einspritzung und hält 3–6 Monate an. Für einen nachhaltigen Effekt sind in der Regel 1–2 Injektionsbehandlungen pro Jahr erforderlich.

Wie wird behandelt?

Die Lösung mit Botulinumtoxin A wird mit einer sehr feinen Nadel direkt in den entsprechenden Muskel bzw. in die Umgebung des entsprechenden Muskels gespritzt.

Welche Nebenwirkungen und Komplikationen können auftreten?

Wie bei jeder anderen Einspritzung in die Haut kann es in seltenen Fällen zu einer Hautreizung, Hautinfektion oder zu einer leichten Schwellung kommen. Im Stirnbereich können durch das injizierte Volumen vorübergehend Kopfschmerzen auftreten. In seltenen Fällen wurde nach der Behandlung mit Botulinumtoxin A über Müdigkeit, Mundtrockenheit und allgemeines Krankheitsgefühl berichtet. Durch die Injektion kann es im Bereich der Injektionsstelle zu einem kleinen Bluterguss kommen. Dieses Risiko wird durch blutverdünnende Medikamente erhöht. Bitte nehmen Sie daher eine Woche vor dieser Behandlung keine Medikamente, die Acetylsalicylsäure (z.B. Aspirin®, Alka-Selzer®, Acesal®, Aspro®, ASS®, Godamed®, Santasal®, Thomapyrin®, Togal®) enthalten, oder andere blutverdünnende Medikamente (z.B. Marcumar®) ein und informieren Sie uns darüber. Allergische Reaktionen (Rötung, Juckreiz) an der Injektionsstelle, die auch nach wiederholter Anwendung von Botulinumtoxin A auftreten können, sind höchst selten.

Bei ungleichmäßiger Wirkung kann vorübergehend ein asymmetrischer Gesichtsausdruck entstehen. Dieser kann gegebenenfalls ein Nachspritzen mit Botulinumtoxin A zur Korrektur erforderlich machen. Bei ausgeprägter Wirkung im Stirn und Augenbrauenbereich kann es zu einer vorübergehenden Absenkung des Oberlids (Lidptosis) oder zu einer Absenkung sowie einem Schweregefühl der Brauen (Brauenptosis) kommen.

Sämtliche Nebenwirkungen sind nach dem aktuellen Kenntnisstand nur vorübergehend; langfristige Nebenwirkungen sind bei der Behandlung von mimisch bedingten Falten nicht bekannt.

Weitere Informationen

Generell sollte Botulinumtoxin A nur durch einen im Umgang mit diesem Medikament erfahrenen Arzt und nur bei sorgfältig ausgewählten Patienten eingesetzt werden. Dies sollte vorab stets in einem persönlichen Gespräch abgeklärt werden. Ihre behandelnder Arzt trägt Sorge für eine einwandfreie Durchführung der Behandlung nach aktuellem medizinischem Standard. Eine Garantie auf Eintreten der von Ihnen gewünschten Wirkung kann jedoch – wie bei jedem anderen medizinischen Eingriff – nicht gegeben werden.

Einverständniserklärung

zur

Korrektur mimisch bedingter Falten mit Botulinumtoxin A

Es ist mein ausdrücklicher Wunsch, die Korrektur von Falten durch Einspritzung von Botulinumtoxin A vornehmen zu lassen, und zwar an den auf dem beiliegenden Dokumentationsblatt gekennzeichneten Stellen.

Art, Inhalt, Risiken und Erfolgsaussichten der o.g. Behandlung wurden mir in einem ausführlichen Aufklärungsgespräch mit Herrn/Frau Dr. med. ______________ eingehend erläutert. Ich konnte dabei auch alle mich interessierenden Fragen stellen. Diese wurden alle beantwortet und von mir verstanden. Ich habe außerdem eine schriftliche Patienteninformation zu dieser Methode erhalten und gelesen. Mir wurde eine angemessene Bedenkzeit eingeräumt

Ich weiß, dass die Behandlung zu einer Verminderung der Mimik im Stirn- und Augenbereich führt. Ich wurde darüber informiert, dass Botulinumtoxin A zwar zur Behandlung des unwillkürlichen Lidkrampfs beim Menschen von dem zuständigen Bundesamt für Arzneimittel zugelassen ist, dass es aber eine Zulassung zur Faltenbehandlung noch nicht gibt. Über andere Möglichkeiten der Korrektur mimischer Falten wurde ich ebenfalls informiert.

Ich wurde darüber informiert, dass ggf. mehrere Behandlungen notwendig sind, um das gewünschte Ergebnis zu erzielen.

Ein Nerven- oder Muskelleiden oder eine Schwangerschaft liegen meines Wissens bei mir nicht vor. Aminoglykosidhaltige Antibiotika (z.B. Gentamycin, Neomycin) nehme ich zurzeit nicht ein.

Ort, Datum

Unterschrift des aufklärenden Arztes   Unterschrift des Patienten

Dokumentation der Behandlung

mit

Botulinumtoxin-A im Gesicht

Name ______________________ Behandlungsdatum ______________

Geburtsdatum ________________

Anschrift ____

Präparat/Chargen # ____________ Gesamtdosis ____ E.

Aufgelöst in ____ ml ⇒ Konzentration ____ [E./ml]

Injektionsskizze **Bemerkungen**

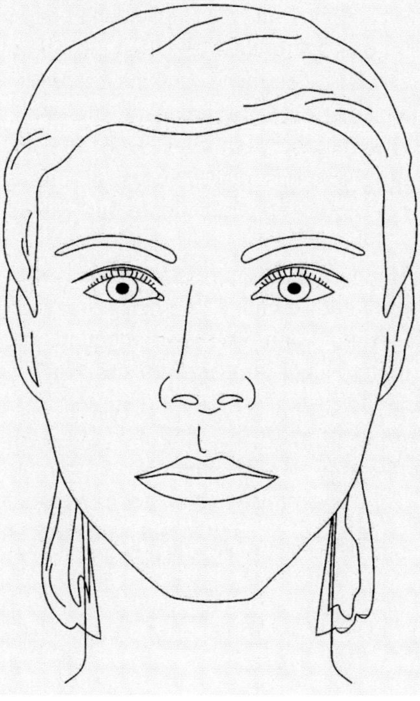

Patientenname und Geburtsdatum

Patienteninformation

Behandlung einer Analfissur mit Botulinumtoxin A

Sehr geehrte Patientin, sehr geehrter Patient,

bei Ihnen wurde eine Analfissur festgestellt. Es handelt sich hierbei um einen Einriss der Haut im Bereich des Analkanals. Durch den Schmerz und die Entzündung kommt es zu einer Verkrampfung des Schließmuskels, dies wiederum verhindert die Abheilung der Fissur. Im ersten Schritt werden entzündungshemmende und auch schmerzstillende Salben eingesetzt. Kommt es hierdurch nicht zur Abheilung, wird eine operative Therapie durchgeführt. Bei dieser Maßnahme wird der innere Schließmuskel durchtrennt, um die Schließmuskelverkrampfung zu beseitigen, sodass die Fissur abheilen kann. Unter Umständen wird auch ein Herausschneiden der Fissur (Fissurektomie) durchgeführt.

Alternativ kann eine Injektion von Botulinumtoxin in den Schließmuskel erfolgen. Botulinumtoxin führt dazu, dass die Muskulatur für einige Wochen geschwächt wird. In dieser Zeit einer leichten Muskellähmung kann die Fissur abheilen. Wir injizieren nur eine geringe Menge, sodass in der Regel die Restkraft des Muskels ausreicht, um eine Stuhlkontinenz zu sichern. In wenigen Fällen (kleiner als 5%) kommt es jedoch zu einer vorübergehenden, leichtgradigen Inkontinenz. Bei den bisher behandelten Patienten dauerte diese maximal zwei Wochen an und war auf eine Inkontinenz für flüssigen Stuhl beschränkt. Systemische Nebenwirkung sind bei der geringen Dosis unwahrscheinlich. Einflüsse auf innere Organe sind nicht zu erwarten.

Hiermit bestätige ich, dass ich über die Therapie mit Botulinumtoxin ausreichend aufgeklärt wurde. Ich wurde darüber informiert, dass Botulinumtoxin für diese Indikation nicht zugelassen ist. Ich habe keine weiteren Fragen.

Ort, Datum

Unterschrift des aufklärenden Arztes Unterschrift des Patienten

Sachregister

F

G

H

I

J

K